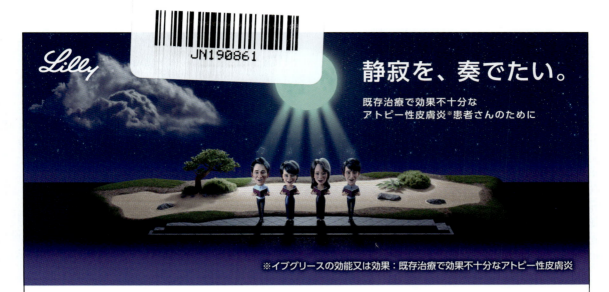

静寂を、奏でたい。

既存治療で効果不十分な
アトピー性皮膚炎※患者さんのために

※イブグリースの効能又は効果：既存治療で効果不十分なアトピー性皮膚炎

抗ヒトIL-13モノクローナル抗体製剤　薬価基準収載

イブグリース® 皮下注250mg オートインジェクター シリンジ

レブリキズマブ（遺伝子組換え）注射液
Ebglyss® Subcutaneous Injection Autoinjectors, Ebglyss® Subcutaneous Injection Syringes

生物由来製品　劇薬　処方箋医薬品（注意—医師等の処方箋により使用すること）
最適使用推進ガイドライン対象品目

1. 警告
本剤の投与は、適応疾患の治療に精通している医師のもとで行うこと。

2. 禁忌（次の患者には投与しないこと）
本剤の成分に対し過敏症の既往歴のある患者

4. 効能又は効果
既存治療で効果不十分なアトピー性皮膚炎

5. 効能又は効果に関連する注意
5.1 ステロイド外用剤やタクロリムス外用剤等の抗炎症外用剤による適切な治療を一定期間施行しても、十分な効果が得られず、強い炎症を伴う皮疹が広範囲に及ぶ患者に用いること。
5.2 原則として、本剤投与時にはアトピー性皮膚炎の病変部位の状態に応じて抗炎症外用剤を併用すること。
5.3 本剤投与時も保湿外用剤を継続使用すること。

6. 用法及び用量
通常、成人及び12歳以上かつ体重40kg以上の小児には、レブリキズマブ（遺伝子組換え）として初回及び2週後に1回500mg、4週以降、1回250mgを2週間隔で皮下投与する。なお、患者の状態に応じて、4週以降、1回250mgを4週間隔で皮下投与することができる。

7. 用法及び用量に関連する注意
本剤による治療反応は、通常投与開始から16週までには得られる。16週までに治療反応が得られない場合は、投与中止を考慮すること。

8. 重要な基本的注意
8.1 本剤投与中の生ワクチンの接種は、安全性が確認されていないので避けること。
8.2 本剤が疾病を完治させる薬剤でなく、本剤投与中も保湿外用剤等を併用する必要があることを患者に対して説明し、患者が理解したことを確認したうえで投与すること。

9. 特定の背景を有する患者に関する注意
9.1 合併症・既往歴等のある患者
9.1.1 寄生虫感染患者　本剤を投与する前に寄生虫感染の治療を行うこと。また、患者が本剤投与中に寄生虫感染を起こし、抗寄生虫薬による治療が無効な場合には、寄生虫感染が治癒するまで本剤の投与を一時中止すること。本剤はIL-13を阻害することにより2型免疫応答を減弱させ、寄生虫感染に対する生体防御機能を減弱させる可能性がある。
9.1.2 長期ステロイド内服療法を受けている患者　本剤投与開始後に経口ステロイドを急に中止しないこと。経口ステロイドの減量が必要な場合には、医師の管理下で徐々に行うこと。

11. 副作用
次の副作用があらわれることがあるので、観察を十分に行い、異常が認められた場合には投与を中止するなど適切な処置を行うこと。
11.1 重大な副作用
11.1.1 重篤な過敏症（0.2%）アナフィラキシー等の重篤な過敏症があらわれることがある。
11.2 その他の副作用（抜粋）5%以上：アレルギー性結膜炎、結膜炎

21. 承認条件
医薬品リスク管理計画を策定の上、適切に実施すること。

その他の注意事項等情報については電子添文を参照ください。

製造販売元〈文献請求先及び問い合わせ先〉
日本イーライリリー株式会社
〒651-0086 神戸市中央区磯上通5丁目1番28号

Lilly Answers リリーアンサーズ
日本イーライリリー医薬情報問合せ窓口
medical.lilly.com/jp

（医療関係者向け）
0120-360-605 ※1
受付時間 月曜日〜金曜日 8:45〜17:30 ※2
※1 通話料は無料です。携帯電話からもご利用いただけます。
　　尚、IP電話からはフリーダイヤルをご利用できない場合があります。
※2 祝祭日および当社休日を除きます。

PP-LK-JP-0402　2024年5月作成

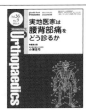
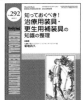
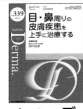

マンスリーブック　オルソペディクス
編集主幹
松本守雄/斎藤　充
Vol. 37　No. 1〜13（月刊）
税込年間購読料　42,570 円
（通常号 11 冊・増大号 1 冊・増刊号 1 冊）
2024 年特集テーマ―――――以下続刊
No. 10　運動器の痛みに対する薬の上手な使いかた 増刊
No. 11　アキレス腱損傷―最近の治療スタンダード―

マンスリーブック　メディカルリハビリテーション
編集主幹
宮野佐年/水間正澄/小林一成
No. 296〜308（月刊）
税込年間購読料　40,150 円
（通常号 11 冊・増大号 1 冊・増刊号 1 冊）
2024 年特集テーマ―――――以下続刊
No. 305　在宅におけるリハビリテーション診療マニュアル 増刊
No. 306　リハビリテーション医療とDX（デジタルトランスフォーメーション）

マンスリーブック　デルマ
編集主幹
照井　正/大山　学/佐伯秀久
No. 343〜355（月刊）
税込年間購読料　43,560 円
（通常号 11 冊・増大号 1 冊・増刊号 1 冊）
2024 年特集テーマ―――――以下続刊
No. 352　まるわかり！爪疾患
No. 353　皮膚科アンチエイジング外来 増大

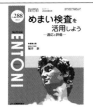
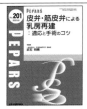
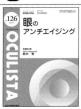

マンスリーブック　エントーニ
編集主幹
曾根三千彦/香取幸夫
No. 292〜304（月刊）
税込年間購読料　42,900 円
（通常号 11 冊・増大号 1 冊・増刊号 1 冊）
2024 年特集テーマ―――――以下続刊
No. 301　聞き取り困難症―検出と対応のポイント―
No. 302　第一線のエキスパートが教える耳科・鼻科における術前プランニングと手術のテクニック 増大

形成外科関連分野の好評雑誌　ペパーズ
編集主幹
上田晃一/大慈弥裕之/小川　令
No. 205〜216（月刊）
税込年間購読料　42,020 円
（通常号 11 冊・増大号 1 冊）
2024 年特集テーマ―――――以下続刊
No. 213　下眼瞼の美容外科
No. 214　顔面神経麻痺　診断と治療―初期対応から後遺症治療まで―

マンスリーブック　オクリスタ
編集主幹
村上　晶/高橋　浩/堀　裕一
No. 130〜141（月刊）
税込年間購読料　41,800 円
（通常号 11 冊・増大号 1 冊）
2024 年特集テーマ―――――以下続刊
No. 138　隠れた所見を見逃すな！眼科画像診断アトラス
No. 139　徹底的に基本を学ぶ！子どもの眼の手術入門―術前計画・麻酔・手技・術後ケア―

年間購読のお客様には送料弊社負担にて，毎月最新号をお手元にお届けいたします。バックナンバーもぜひお買い求めください。

♣ 書籍のご案内 ♣

◆**角膜テキスト臨床版**
―症例から紐解く角膜疾患の診断と治療―
著/西田輝夫・森重直行・近間泰一郎・福田 憲
定価 11,000 円（税込）B5 判 216 頁

◆**運動器臨床解剖学**
―チーム秋田の「メゾ解剖学」基本講座―改訂第2版
編/秋田恵一・二村昭元
定価 6,490 円（税込）B5 判 248 頁

◆**明日の足診療シリーズⅣ**
足の外傷・絞扼性神経障害、糖尿病足の診かた
監/日本足の外科学会
定価 8,690 円（税込）B5 判 274 頁

◆**[Web 動画付き]優投生塾 投球障害攻略マスターガイド**
編著/森原　徹・松井知之
定価 7,480 円（税込）B5 判 302 頁

◆**睡眠環境学入門**
監/日本睡眠環境学会
定価 3,850 円（税込）B5 判 270 頁

◆**[Web 動画付]外傷エコー診療のすすめ**
監/渡部欣忍・最上敦彦
編/笹原　潤・酒井瑛平
定価 8,800 円（税込）B5 判 406 頁

◆**インプラント周囲骨折を極める**
編/馬場智規　定価 16,500 円（税込）A4 変型判 406 頁

◆**[Web 動画付き]AKO 手術における私の工夫**
編/竹内良平　定価 7,480 円（税込）B5 判 152 頁

◆**研修医・臨床検査技師のための乳腺・甲状腺検査の手引き―専門病院 相良病院×伊藤病院がおくる検査の実際―**
監/伊藤公一・相良吉昭
定価 4,950 円（税込）B5 判 252 頁

◆**メンタルメイクセラピスト®検定公式テキスト＜学科編＞**
編/公益社団法人 顔と心と体研究会
定価 7,920 円（税込）B5 判 298 頁

◆**ファーストステップ！子どもの視機能をみる**
―スクリーニングと外来診療―
編/仁科幸子・林　思音
定価 7,480 円（税込）B5 判 318 頁

◆**明日の足診療シリーズⅢ**
足のスポーツ外傷・障害の診かた
監/日本足の外科学会
定価 9,350 円（税込）B5 判 398 頁

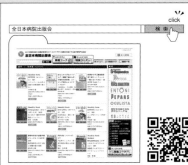

全日本病院出版会
〒 113-0033　東京都文京区本郷 3-16-4
TEL：03-5689-5989　FAX：03-5689-8030
www.zenniti.com

Monthly Book **Derma.**

編集企画にあたって…

　爪は，日常生活において欠かせない存在であり，その健康状態が私たちの生活の質に大きく影響を与えます．しかしながら，爪に関連する疾患は，一般的な皮膚科診療のなかでも専門的に対応されることが少なく，その診断や治療に関してはまだまだ十分に知られておらず，決まった考え方がない部分が多いと言えるでしょう．そこで，今回の特集「まるわかり！爪疾患」では，爪疾患に関する総合的な知識を初心者にもわかりやすく解説し，読者の先生方が日々の臨床に役立てられるような内容を目指しました．

　本特集は爪疾患に精通した皮膚科専門医，検査技師，マスターオブシューフィッターにご執筆いただきました．最初の章では，爪の局所解剖や爪のみかたといった基本的な知識を解説しています．爪の構造や機能を理解することは，すべての爪疾患の診断と治療において不可欠であり，この基礎をしっかりと押さえることで，より的確な臨床判断が可能となります．次に，爪疾患の診断に必要な各種検査について取り上げています．爪の生検術や病理の見方，ダーモスコピー所見の見方といった基本的な検査技術を，初心者向けに丁寧に解説いただきました．また，X線や超音波といった画像診断の基礎についても触れ，爪疾患の包括的な診断に役立つ知識を提供しています．これらの検査は，爪疾患の診断精度を高めるために欠かせないものであり，本特集を通じてその理解を深めていただければ幸いです．

　さらに，各論では，具体的な爪疾患の診断と治療について解説をくわえていただいています．爪の炎症性疾患，感染症，腫瘍性病変，陥入爪，巻き爪，肥厚爪といった，日常診療で頻繁に遭遇する疾患について，診断のポイントや治療法をわかりやすくまとめていただき，小さな付属器である爪に起こる様々な変化を興味深く読んでいただけると思います．また，爪疾患の予防や治療に関連する「靴選び」についても取り上げ，生活指導の一環として取り入れることができる具体的なアドバイスを掲載しています．

　特集「まるわかり！爪疾患」は，初心者から中堅の医療従事者まで，幅広い層の読者にとって役立つ1冊となることを目指しました．爪疾患に関する知識を深めることで，患者さんの QOL を向上させるための診療が可能となります．爪疾患は苦手という意識を払拭し，臨床の現場で活用できる知識を身につけていただければと思います．

2024 年 8 月

高山かおる

WRITERS FILE
ライターズファイル
(50音順)

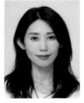
秋野　愛
(あきの　あい)

2005年	広島大学卒業 広島大学病院初期臨床研修
2007年	京都大学皮膚科入局 同大学病院皮膚科 田附興風会北野病院皮膚科
2009年	東京医科歯科大学皮膚科入局
2015年	北海道大学病院皮膚科
2018年	東京医科歯科大学皮膚科
2024年	シナモン皮膚科板橋区役所前，院長

岩澤うつぎ
(いわさわ　うつぎ)

1989年	日本大学卒業
1989年	駿河台日本大学病院皮膚科，入局
1995年	虎の門病院皮膚科へ手術の修行にでる
2001年	虎の門病院皮膚科，医員
2005年	都立広尾病院皮膚科，医長
2012年	都立広尾病院皮膚科，部長

塩之谷　香
(しおのや　かおり)

1985年	金沢医科大学卒業 渥美病院研修医
1986年	名古屋大学整形外科入局
1987年	愛知県厚生連江南昭和病院
1989年	名城病院
1992年	名古屋大学手外科
1995年	塩之谷整形外科，副院長
2018年	同，院長

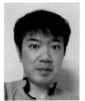
安部　啓介
(あべ　けいすけ)

1996年	東京理科大学卒業
2002年	同大学大学院修了
2009年	株式会社ケーズメディカル設立
2020年	自治医科大学総合医学第1さいたま医療センター救急科，客員研究員

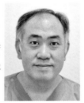
上田　暢彦
(うえだ　のぶひこ)

1996年	東京医科歯科大学卒業 同大学第一内科
1997年	草加市立病院内科
2000年	東京医科歯科大学皮膚科
2001年	東京都立墨東病院皮膚科
2002年	横須賀市民病院皮膚科
2004年	東京医科歯科大学皮膚科，医員
2005年	同，助手/病棟医長
2010年	NTT東日本伊豆病院皮膚科，部長
2018年	うえだ皮ふ科，院長

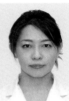
高山かおる
(たかやま　かおる)

1995年	山形大学卒業
1999年	東京医科歯科大学皮膚科大学院修了 同，医員
2000年	済生会川口病院皮膚科
2002年	中野総合病院皮膚科
2003年	同，医長
2004年	秀和綜合病院皮膚科，医長
2006年	東京医科歯科大学皮膚科，助手
2008年	同，講師
2015年	埼玉県済生会川口総合病院皮膚科，主任部長

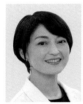
今井亜希子
(いまい　あきこ)

2001年	群馬大学卒業 東京医科歯科大学皮膚科入局
2002年	川口工業総合病院皮膚科，医員
2003年	茅ヶ崎徳洲会総合病院皮膚科，医員
2004年	秀和綜合病院皮膚科，医員
2009年	湘南藤沢徳洲会病院皮膚科，医員
2010年	東京医科歯科大学大学院修了
2015年	同，非常勤講師
2016年	ひかり在宅クリニック

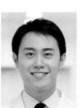
川島　裕平
(かわしま　ゆうへい)

2013年	北里大学卒業 慶應義塾大学病院初期臨床研修
2015年	同大学皮膚科入局 川崎市立川崎病院皮膚科
2016年	平塚市民病院皮膚科
2019年	東京都済生会中央病院皮膚科
2020年	慶應義塾大学皮膚科
2023年	東京都済生会中央病院皮膚科

田村　敦志
(たむら　あつし)

1983年	新潟大学卒業 群馬大学皮膚科入局
1987年	同，助手
1997年	同，講師
2002年	同，助教授
2007年	同大学大学院医学系研究科皮膚科学，准教授
2011年	伊勢崎市民病院皮膚科，主任診療部長
2013年	同病院，医療副部長/皮膚科，主任診療部長
2022年	同，医療部長/皮膚科，主任診療部長
2023年	同，副院長/皮膚科，部長

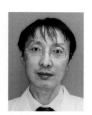

外川　八英
（とがわ　やえい）

1999年	東京慈恵会医科大学卒業 国保旭中央病院研修医（スーパーローテート）
2001年	千葉大学医学部附属病院皮膚科，医員
2003年	同大学医学部附属病院皮膚科，助手
2004年	同大学大学院医学研究院皮膚科学，助手
2007年	同大学大学院医学研究院皮膚科学，助教
2021年	同大学医学部附属病院皮膚科，講師

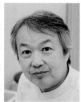

丸山　隆児
（まるやま　りゅうじ）

1988年	東京医科歯科大学卒業
1992年	同大学皮膚科，助手
1996年	土浦協同病院皮膚科，科長
1998年	中野総合病院皮膚科，部長
2006年	まるやま皮膚科クリニック，院長

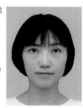

宮本樹里亜
（みやもと　じゅりあ）

2003年	慶應義塾大学卒業 同大学皮膚科，研修医
2005年	荻窪病院皮膚科，医員
2006年	済生会中央病院皮膚科，医員
2008年	慶應義塾大学皮膚科，助教
2012年	インスブルック大学皮膚科・ストラスブール大学皮膚科，見学生
2013年	慶應義塾大学皮膚科，非常勤助教
2021年	東京女子医科大学附属東医療センター，准講師
2022年	同大学附属足立医療センター，准講師

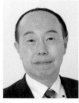

林　美樹
（はやし　みき）

1986年	学習院大学卒業 株式会社横浜そごう（現：株式会社そごう西武）入社 売場マネージャー，店舗バイヤーを歴任
2002年	そごう横浜店婦人靴売場，販売専任職 プライマリーシューフィッター（初級）取得
2007年	バチェラーオブシューフィッティング（上級シューフィッター）取得
2010年〜	シューフィッター実技指導員併任
2018年〜	シューフィッター養成講座講師併任 神奈川県優良産業人表彰
2022年	マスターオブシューフィッティング（最上級シューフィッター）取得
2023年	靴と足のコンサルティング「シューズアテンド」開業

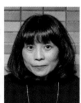

三浦　圭子
（みうら　けいこ）

1989年	東京医科歯科大学卒業 同大学皮膚科，研修医 厚生連土浦協同病院皮膚科，医員
1991年	川口工業総合病院皮膚科，医員
1993年	東京医科歯科大学皮膚科（大学院）
1995年	同大学人体病理学講座（大学院） 東京都立墨東病院検査科病理，非常勤医
2000年	東京医科歯科大学医学部附属病院病理部，医員
2020年	同大学病院病理部・病理診断科，特任助教（現職）

INDEX Monthly Book Derma. No. 352／2024.9 ◆目次

I. 総 論

1 爪の局所解剖……………………………………田村　敦志

爪部の構造と機能を知ることは爪疾患への理解を深め，爪の変化から病変部位を推定し診断を導くうえで重要である.

11 爪のみかた―初診時に何を診て何を考えるか―……………高山かおる

爪をみるときは形，表面の状態，色，爪下を観察し，腫瘍，炎症，感染症，外力の影響を鑑別していく.

II. 検 査

21 ビギナーズサマリー

生検術………………………………………………川島　裕平

爪乾癬に代表される炎症性爪疾患に遭遇する機会は稀ではない. 炎症性爪疾患の診断に際しては，爪の臨床所見から推定した炎症の主座から適切に生検を行うことが重要である.

26 ビギナーズサマリー

病理の見方………………………………………………三浦　圭子

爪の正常組織を理解し，爪の扁平苔癬，メラノーマと爪甲細胞性マトリコーマの病理組織像を例示する.

32 ビギナーズサマリー

ダーモスコピーによる爪の腫瘍性病変の鑑別……………外川　八英

爪の色素線条は灰色ベースなら単純黒子や二次的な要因，褐色〜黒色ならメラノサイト病変である. メラノーマであれば不規則細線条を伴う不規則線条帯がみられる.

39 Topics!

爪変形と末節骨X線検査の関連性………………………塩之谷　香

末節骨の形態が爪に影響するのは先天的な要因が多く治療は困難である. 逆に爪の形態が末節骨に影響するのは後天的な要因が大きく，爪甲鉤彎症は末節骨の形成術を必要とする場合がある.

47 Topics!

外来でPOC（Point of Care）として爪を超音波でみる……安部　啓介

外来診療でのPOC超音波検査は，爪の状態を評価する非侵襲的かつリアルタイムな手法である. 紙面の関係上，多くを割愛したが水侵法で探触子を当てれば，想像以上に爪の構造を詳細に評価することができ，爪への動的な負荷に対応する変化も明らかになる. まずは気軽に超音波装置，ダーマとともに第3の目として活用してほしい.

まるわかり！爪疾患

◆編集企画／埼玉県済生会川口総合病院主任部長　高山かおる　◆編集主幹／照井　正　大山　学　佐伯　秀久

Ⅲ. 各　論

53　爪部における炎症性疾患……………………………………宮本樹里亜

爪乾癬，爪扁平苔癬，トラキオニキアでは，それぞれ爪に特徴的な変化が現れる．臨床像を正確にとらえれば，病変の主座を把握でき，より適切な治療が可能となる．

59　爪部，爪周囲の感染症……………………………………………丸山　隆児

爪は独特の解剖学的構造を有し，真菌，細菌，ウイルス，寄生虫など種々の病原体によって感染を生じる．なかでも多数を占める爪白癬では耐性菌の出現に注意が必要である．

65　爪部の腫瘍性病変―良性腫瘍と悪性腫瘍を含む―…………岩澤うつぎ

爪部の腫瘍性疾患の爪甲色素線条，粘液囊腫，グロムス腫瘍，後天性爪囲被角線維腫，onycopapilloma，爪下外骨腫などについて述べる．悪性腫瘍としては悪性黒色腫，有棘細胞癌，ボーエン病を供覧する．

73　陥入爪……………………………………………………………秋野　　愛

陥入爪の原因を見極め，生活習慣を聴取したうえで，適した治療を選択することが重要である．非侵襲的なものから順に治療法を説明する．

81　巻き爪……………………………………………………………今井亜希子

巻き爪の発生原因は多様だが力学的な要素を運動機能や足変形からとらえると理解しやすい．各種の矯正治療に加え，巻き爪患者に対するフットケア指導について解説する．

90　肥厚爪……………………………………………………………上田　暢彦

肥厚爪について爪甲形成のシミュレーションモデルを用いて検討した．爪床の機能低下，あるいは爪床からの剝離は肥厚爪の成因として重要である．

97　爪に疾患がある人の靴選びのコツ……………………………林　　美樹

自分の足に合った靴を選ぶ時のチェックポイントはいくつかあるが，重要なのは「踵」，「幅」，「つま先」の3点である．この3点の中で，「つま先」のチェックが大変重要である．

Key Words Index ………………………前付 **8**
Writers File ……………………………前付 **4,5**
バックナンバー在庫一覧……………………**103**
掲載広告一覧 ………………………………**104**
Monthly Book Derma. 次号予告 …………**104**

KEY WORDS INDEX

和 文

あ，か行

ウイルス性疣贅　59
疥癬　59
過彎曲爪　81
乾癬　11
陥入爪　73
矯正治療　81
近位爪郭　26
顕微鏡的ハッチンソン徴候　32
厚硬爪甲　90
鉤彎爪　39

さ行

3点ポイント　97
水侵法　47
捨て寸1cm　97
生検　21
先芯　97
爪囲炎　59
爪下皮　1
爪下外骨腫　11
爪甲鉤彎症　90
爪甲縦裂症　11
爪甲動的解析　47
爪甲破壊　65
爪甲変形　65
爪床　1,21,26,90
爪床消失　90
爪上皮　1
爪扁平苔癬　53
爪母　1,21,26,90
爪母の閉鎖密封療法　53
足趾変形　81
足部機能　81

た行

ダーモスコピー　32
超音波診断装置　47
治療法　73
爪　32
爪解剖　1
爪乾癬　53
爪構造　47
爪真菌症　59

爪生検　53
手足口病　59
トラキオニキア　53

は行

発生機序　73
抜爪　65
肥厚爪　11,90
フィッティングのチェックポイント　97
不規則線条帯　32

ま行

前滑り　97
巻き爪　11,39,81
末節骨　39

欧 文

B，C

biopsy　21
box toe　97
claw structure　47
corrective treatment　81

D

dermoscopy　32
digital phalanges　39
disappearing nail bed　90

E，F，H

eponychium　1
foot function　81
hand, foot and mouth disease　59
hyponychium　1

I，M

ingrown toenails　73
irregular bands　32
mechanism　73
micro-Hutchinson's sign　32

N

nail　32
nail anatomy　1
nail bed　1,21,26,90
nail biopsy　53
nail destruction　65
nail disorder　65
nail lichen planus　53
nail matrix　1,21,26,90
nail plate dynamic analysis　47
nail psoriasis　53
nail removal　65
nail thickening　90

O

occlusive dressing therapy　53
onychogryphosis　11,39,90
onychomycosis　59
over curved nail　81

P

pachyonychia　90
paronychia　59
pincer nail　11,39,81
Point-of-Care Ultrasonography：
　PoCUS　47
proximal nail fold　26
psoriasis　11

S

scabies　59
split nail　11
subungual osteochondoma　11

T

toe deformity　81
trachyonychia　53
treatment　73

U，V，W

ultrasonic diagnostic equipment　47
viral wart　59
water immersion　47

◆特集／まるわかり！爪疾患

Ⅰ．総　論
爪の局所解剖

田村敦志*

Key words：爪解剖(nail anatomy)，爪母(nail matrix)，爪床(nail bed)，爪上皮(eponychium)，爪下皮(hyponychium)

Abstract　外表からみた爪甲は周囲を爪郭に囲まれており，近位爪郭との境界部付近の爪甲上には爪上皮と爪半月が存在する．爪半月は爪甲を形成する爪母の遠位部が透見されているものであるが，爪細胞の産生には近位爪郭で覆われた爪母のより近位部が大きく貢献する．爪母の近位部は爪甲の表層を形成し，遠位部に向かうにしたがって下の層を形成する．爪床は爪母で作られた爪甲を指趾末梢までまっすぐに運ぶレールの役割を有するとともに末節骨背面に固定している．そのため，爪床の上皮突起は波板のように縦方向に規則正しく配列し，これと噛み合うように真皮の突起が上皮突起の間に嵌まり込んでいる．この構造を反映して爪床表面には爪床小溝，爪床小稜と呼ばれる軽度の凹凸があり，爪甲下面の凹凸と噛み合っている．

はじめに

　爪疾患を学ぶに当たっては爪部の局所解剖とそこで使用される解剖学用語を理解しておく必要がある．爪部を外表からみた際の各部位の名称は臨床像の記載や理解に必須であり，各部位が爪の機能や成長過程でどのような役割を担っているかを知っておくことは様々な爪疾患の診断や理解に役立つ．

　本稿では爪部の各部位が爪の形成・成長過程にどのように関わっているかを含めながら局所解剖を解説した．

爪部の表面解剖

　爪甲(爪板：nail plate)は彎曲を有する板状の角質塊である．厚みはわずかであるが，強固であり，指趾末節を防護する．さらに指趾の腹側に加わる力を受け止めることによって指趾の繊細な運動や知覚に寄与している．爪甲の周囲を取り囲む皮膚は爪郭(nail fold)と呼ばれる．爪郭のうち，爪甲の近位部を覆い隠している部分は近位爪郭(proximal nail fold)，あるいは後爪郭(posterior nail fold)と呼ばれ，近位爪郭の遠位端から爪甲が表出する(図1)．爪甲の側縁部を覆っている皮膚は側爪郭(lateral nail fold)と呼ばれ，陥入爪の多くはこの部分の皮膚が傷害される．爪甲の遠位側を囲む皮膚は正常では爪甲よりも下に位置するが，このうち軽度隆起した部分を遠位爪郭(distal nail fold)，その近位部の陥凹した部分を遠位爪溝(distal nail groove)という(図2)．爪甲遠位端では爪とその下の上皮との接着性が失われているため，この部分を爪甲遊離縁(自由縁：free edge of nail plate, distal edge)と呼ぶ．遊離縁の手前には幅1〜1.5 mmの爪床と色調の異なるonychodermal bandと呼ばれる領域が存在する．Onychodermal bandは爪甲下への異物や微生物などの侵入を防ぐバリアーとしての役割を果たすと考えられており，この部分で爪甲下面と爪甲下の上皮は強固に結合している．爪甲と側爪郭の境界部にある幅の

---

* Atsushi TAMURA，〒372-0817　伊勢崎市連取本町12-1　伊勢崎市民病院，副院長/皮膚科，部長

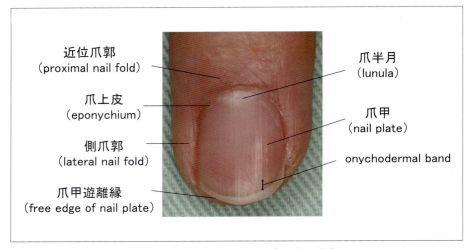

図 1. 表面からみた爪部と各部位の名称

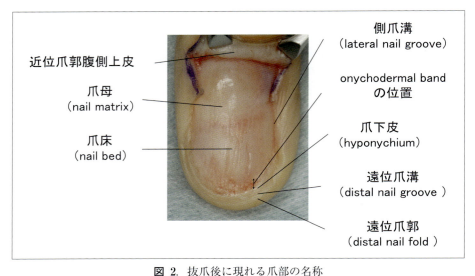

図 2. 抜爪後に現れる爪部の名称
爪甲下の表面構造がみえる．爪甲遊離縁下に現れる陥凹部が遠位爪溝であり，その近位部が爪下皮，遠位の隆起部が遠位爪郭である．本症例では爪母の部分は爪母下の腫瘍により隆起している．

狭い溝は側爪溝(lateral nail groove)といい，爪甲側縁を固定している．陥入爪などで側爪郭が腫脹すると側爪溝は深くなる．外表から見える爪甲の最も近位部には半月状に白色を呈する部分がある．この部分は爪半月(lunula)と呼ばれ，爪甲下に存在する爪甲を形成する上皮，すなわち爪母(nail matrix)の遠位部に相当する．爪母の大部分は爪半月よりも近位部の爪甲下に存在するが，近位爪郭に隠れてみることはできない．爪半月はすべての爪でみえるわけではなく，母指(趾)のように大きな爪ではみられることが多いが，小指(趾)のような小さな爪では必ずしもみられない．爪半月の色調は病的状態で変化することがあり，全身性疾患の診断の手がかりとなる．爪甲の最も近位部は近位爪郭の下にある上皮細胞で被覆されたポケットの中に存在する．このポケットのことを爪洞(nail sinus)と呼び，このなかに収められている爪甲基部を爪根(nail root)という．近位爪郭遠位

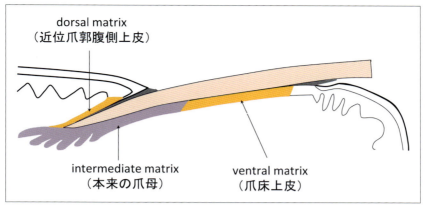

図 3. 爪母の示す領域の変遷
図の intermediate matrix が現在，爪母と呼ばれている領域であるが，古い文献や教本では近位爪郭腹側上皮や爪床上皮に対しても爪母という用語が使用されていることがある．

（文献1より引用，改変）

端には爪洞内に存在する爪甲基部と近位爪郭との隙間をシールするように薄い半透明で膜様の角質があり，爪甲の上に接着している．これを爪上皮（eponychium, cuticle）という．若い女性では美容的な観点から，爪を長く，きれいに見せるために爪上皮を剝離したり，カットしたりすることで，近位爪郭の後退や爪洞内への異物の侵入を招き，爪囲炎などの爪のトラブルを起こすことがある．

混乱して使用されやすい爪用語の解説

1．爪母（nail matrix）

爪母は爪を形成する組織の名称として使用される．しかし，爪母がどの部位であるかについては年代によって考えが異なっていた．このため，教本や論文によって爪母とされる部位が解剖学的に異なることがあるので注意が必要である．爪甲は爪甲基部で爪甲直下に存在する特殊な上皮細胞の角化により形成されるため，多くの文献ではこの位置に存在する爪甲を産生する上皮成分を爪母と呼んでいる．したがって，単に爪母といえば爪母上皮を意味する場合が多い．しかし，皮膚でいえば真皮に相当する爪母直下に存在する間質領域を含めて爪母と呼ぶこともある．

爪母（上皮）が存在する部位については，前述のように爪甲下で爪半月から近位部であるが，爪根部背面に接する近位爪郭腹側上皮を dorsal matrix，爪根部腹側に存在し，爪甲の大部分を形成する部分を intermediate matrix，爪床上皮を ventral matrix と呼ぶこともある（図3）[1]．また，爪甲を形成する本来の爪母を germinal matrix，爪床上皮を sterile matrix と呼ぶ場合もある．

2．爪上皮（eponychium）

Eponychium の "epo" は "above" の意味であり，次に述べる hyponychium と反対の意味をなす．日本語では爪上皮と呼ばれ，cuticle もほぼ同義に使用される．爪部を表面からみたときに近位爪郭遠位端から爪甲表面に向かって膜様に伸びている半透明の角質の膜を指す．しかし，この爪甲表面に存在する角質のみでなく，これと連続する近位爪郭腹側上皮と爪根背面の間に存在する角質，すなわち，爪甲背面と近位爪郭との間をシールする角質全体を指す場合もある（図4）[1]．

3．爪下皮（hyponychium）

爪上皮と対をなす用語の爪下皮とは，爪甲遊離縁の下面で短い距離であるが，爪甲に接着している角質やこれを産生する爪甲遊離縁下の上皮を指す（図5）[1]．爪下皮は爪甲先端部で皮膚と爪甲との間をシールする組織であるが，爪下皮の近位部には onychodermal band があり，ここに存在する角質は solehorn と呼ばれ，爪甲底面と爪甲下の上皮をさらに強固に接着している．爪下皮は図5に示すよりも末梢側の遠位爪郭までの爪甲下の間隙や上皮を

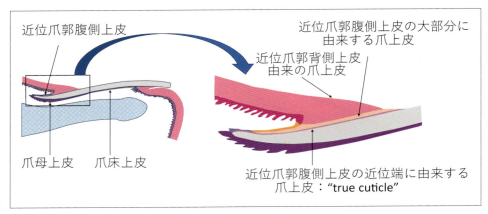

図 4. 爪上皮の存在部位と由来

（文献 1 より引用）

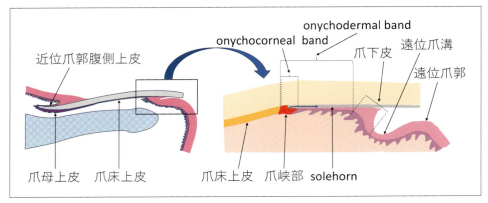

図 5. 爪下皮の存在部位

（文献 1 より引用）

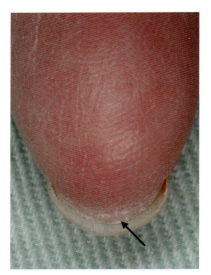

図 6. 腹側翼状爪(pterygium inversum unguis)の臨床像

含む名称として用いられたり，中枢側の onycho-dermal band を含めて用いられたりすることもある．爪下皮が爪甲下面から剥がれにくくなって，爪に固着したまま爪甲先端付近まで延長した状態は腹側翼状爪(pterygium inversum unguis)と呼ばれる(図6)．この状態になると爪切りなどで出血や疼痛をきたしやすい．

爪の形成と局所解剖

硬い板状の角質塊である爪甲には軟ケラチンに加えて，硬ケラチンが含まれている．これを産生するのは爪母と呼ばれる爪甲近位部に存在する特殊なケラチノサイトである．爪母の存在部位は表面からみると遠位端が爪半月で，ここから爪甲底面に沿って爪根部の基部までである(図7)[1]．しかし，爪母の上皮突起は爪甲に対して垂直方向に伸

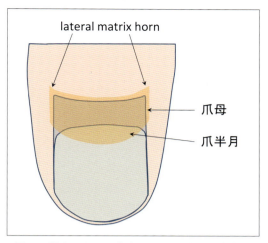

図 7. 外表からみたときの爪母の位置の模式図
爪母上皮の存在する範囲（黄色）は爪根部の占める範囲よりも広く，特に近位端の両側縁でその差が大きい（lateral matrix horn）.
（文献 1 より引用）

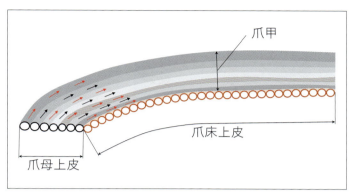

図 8. 爪母による爪甲形成の模式図
爪母上皮は遠位端から近位端に向かうにしたがって，爪甲のより上層を形成する.

びているわけではなく，むしろ平行に近い斜め方向の傾きを有しながらに指趾の近位部に向かうように間質結合織内に伸びている．このため，爪根部が存在する範囲よりも爪母上皮の存在する範囲のほうが平面的にも広い．特に爪母の最も近位部の両側縁ではこの拡がりが大きく，lateral matrix horn と呼ばれる．この部分は外科手術で取り残しを生じやすく，陥入爪の観血的手術などにおいて術後の爪様組織の再生の原因となる．爪母を侵す悪性腫瘍の手術の際には，上皮内病変であってもこの点に注意が必要である．

　爪母上皮の爪甲形成への寄与は位置によって異なり，近位半分の爪母から 8 割の爪細胞（nail cell, onychocyte）が産生される[2]．また，爪母における爪甲の形成は秩序立っており，爪母の遠位端は爪甲の下層を形成し，近位端は表層を形成するという仕組みで，遠位から近位に向かうにしたがって，より上の層を形成する（図 8）．このため，爪母における小病変はその位置によって爪甲内の特定の部位の色調や質感，形態などに変化を及ぼしながら爪甲の伸長とともに遊離縁に向かって移動する．一方，爪床の小病変では爪甲の形態そのものには大きな影響を与えることなく，末梢側へ移動する．爪母下の小出血では血液は爪甲内に組み込まれて遊離縁に向かって移動し（図 9）[3]，爪床内の小出血では爪甲下を移動して排除される．爪母の色素性母斑ではメラニン色素が図 10 のように爪甲内に入り込んで移動する．炎症性皮膚疾患における爪変化も同様に理解できる．例えば，乾癬における点状凹窩は爪母の近位部に断続的に生じた乾癬微小病巣を反映して，不全角化を伴って形成された脆弱な角層が脱落したものである．爪母の中ほどに小病変が生じれば形成された不全角化部分は爪甲内に閉じ込められるため爪甲白斑となって脱落せずに爪甲遊離縁まで運ばれる．爪床遠位部に生じた病変では不全角化により爪甲剝離を生じ，爪床の広範囲に持続性の病変が生じれば爪甲下角質増殖により爪甲が浮き上がる．しかし，これらの爪床病変では基本的には爪甲自体には大きな変化は及ばない．

　爪母における爪組織の産生は近位部のほうが遠位部よりも速いため，図 11 に示すように爪母の近位部から遠位部の各部位で同じ時期に作られた爪組織の位置を線で結ぶと爪の伸長に伴って線の傾きは変化する．このことは爪が爪母からまっすぐ上に向かって伸長するのではなく，爪床のうえで地を這うように伸長するための助けになっているのかもしれない．

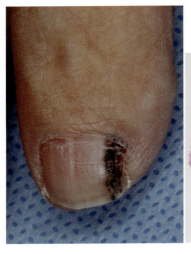
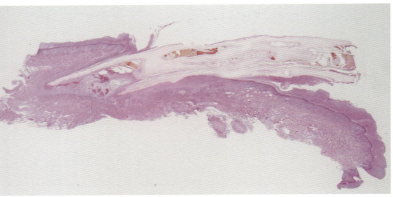

図 9.
爪母下の小出血は爪甲に組み込まれる．
　a：臨床像．爪甲色素線条を呈する爪病変
　b：切除標本の組織像．爪母下の被角血管腫からの持続的な
　　 出血により爪甲の中層に血液成分が組み込まれている．

（自験例，文献 3 より引用）

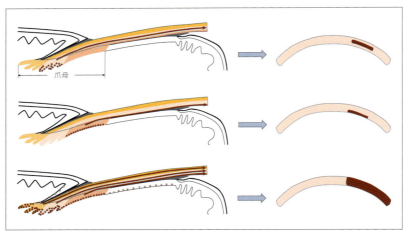

図 10．爪甲色素線条における病変部位と爪甲内の色素分布の関係
　左側の縦断面は病変部位と爪甲内における色素の移動コース，右側は爪甲の横
　断面（遊離縁におけるダーモスコピー所見と同じ）における色素の位置を示す．

（文献 1 より引用改変）

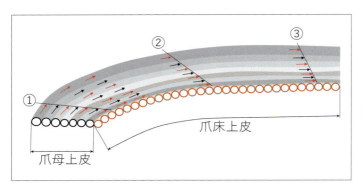

図 11．
爪母における爪の形成速度の違い
①，②，③の線は同じ時期に形成された爪甲
を線で繋いだもの．爪母近位部での形成が速
いため，爪甲底面に対する線の傾きは遊離縁
に近づくほど急になる．

爪母で形成された角層，すなわち爪は指趾の末節背面を覆いながら指尖部まで伸び，不要な部分は遊離縁でカットされる．この爪甲が伸びていくレールの部分が爪床である．爪床とは爪半月から遠位の爪甲下の組織で，爪下皮までの部分を指す．爪床表面にある爪床上皮(nail bed epithelium)は爪甲と接着しこれを固定している．爪床上皮の下には爪床真皮(nail bed mesenchyme, nail bed dermis)と呼ばれる結合織成分がある．爪床真皮と末節骨との間には他部位の皮膚とは異なり，皮下脂肪の層がない．このため，爪床を介して爪甲は間接的に末節骨に固着していてほとんど可動性がない．爪甲下面と接着する爪床の表面には縦方向に平行に並ぶ軽度の凹凸が存在する(図12)．爪床表面にみられるこの縦溝を爪床小溝(sulcus lectuli unguis)，縦隆起を爪床小稜(cristae lectuli unguis)と呼ぶ．爪床小溝，爪床小稜は爪床上皮・爪床真皮の噛み合わせ構造を反映している．すなわち，爪床では波板のように縦方向に規則正しく爪床の上皮突起が配列し，これと噛み合うように真皮の突起が縦に並んで上方に伸びている(図13)．この縦走する真皮の隆起そのものを爪床小稜と呼ぶ場合もある．この構造を反映して爪床上皮表面に縦方向の凹凸が形成され，対応する爪甲下面にもこれと噛み合う凹凸がある．

爪床上皮そのものは増殖傾向に乏しく，平常時には基底層も含めほとんどの細胞が静止期(G0期)にあり，爪の伸長に伴って極めて緩徐に爪甲下で角化する[4]．このため，爪床上皮は爪母で新たな爪甲成分が追加され，爪甲が遠位に移動するのと一緒に，遠位方向に移動する．

爪甲と周囲の骨軟部組織と関係

前項で述べたように爪床と末節骨背面の間には皮下脂肪織の層がないため，爪甲は爪床を介して末節骨に固定されている．さらに爪床真皮や爪母上皮下の間質内には垂直方向に走る膠原線維が発達していて随所で下床の骨膜と融合している(図14)．なかでも発達している線維束は，爪甲遊離

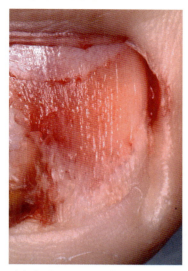

図12．爪床表面にみられる縦に走る凹凸(抜爪後)
縦長の小陥凹を爪床小溝，小隆起を爪床小稜と呼ぶ(図の左側にみえるのは爪下外骨腫による隆起)．

縁手前のonychodermal bandの部位と爪母近位部であり，それぞれ，hyponychial-phalangeal ligament(anterior ligament)，matricophalangeal ligament(posterior ligament)と呼ばれている．また，爪母の近位端付近は伸筋腱の末節骨停止部に近接していて，最も近い部位では両者の距離は0.8 mm，あるいは1.2 mmしか離れていないとされる[5)6)]．したがって，爪母を侵す悪性腫瘍の切除時には上皮内悪性腫瘍であっても伸筋腱停止部を切断しないように注意する必要があり，浸潤性の悪性腫瘍では多くの場合，切断が必要になる．

爪床を介しての爪甲が末節骨に固定されているのは縦方向のみならず，横方向でも同様である．末節骨近位端で両側の側面に存在する隆起部(lateral tubercle)と末節骨頭の爪突起(ungual process)は側骨間靱帯(lateral interosseous ligament)で繋がれている．この側骨間靱帯の直上に爪甲を載せた爪床真皮(nail bed mesenchyme, nail bed dermis)の側縁部があり，両者は線維性に結合することで爪甲の両側縁部を支持している(図15)．これらの構造が指趾の腹側から加わる力を爪甲で受け止めることを可能にしている．

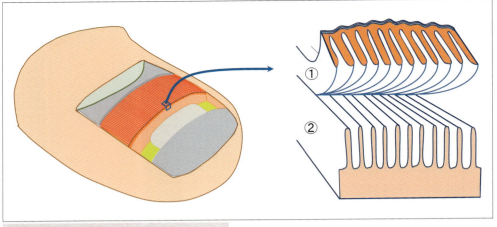

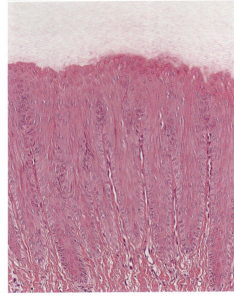

図 13. 爪床の模式図と実際の組織像
　a：爪床上皮(①)，爪床真皮(②)の噛み合わせ構造を示した模式図(文献 1 より引用)
　b：爪床横断面の組織像

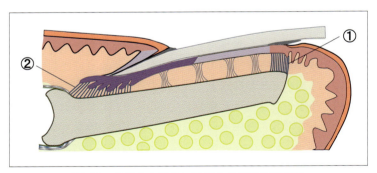

図 14. 爪部を末節骨に固定する構造(縦断面)
爪床真皮や爪母上皮下の間質内には骨膜と融合する垂直方向に走る膠原線維が発達．① は hyponychial-phalangeal ligament(anterior ligament)，② は matricophalangeal ligament(posterior ligament)
(文献 1 より引用)

図 15.
爪部を末節骨に固定する構造（爪床レベルの横断面）
爪床真皮では垂直方向に走る膠原線維が発達し骨膜と融合．さらに爪床真皮側縁部は側骨間靱帯と線維性に結合

（文献 1 より引用）

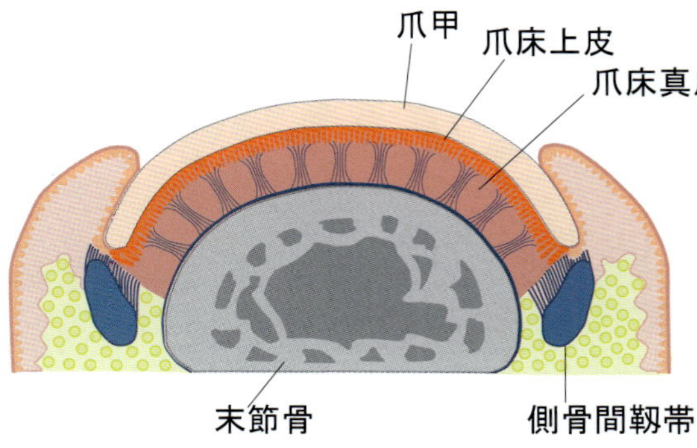

おわりに

　爪部の局所解剖を個々の解剖学用語の説明とともに解説した．一部の用語は使用者によって示す範囲が異なるので，論文や教本を読む際には注意する必要がある．爪甲の変化から原因となる病変部位を推定することは生検や外科的治療，さらには内科的治療の必要性を検討するうえでも重要であり，爪病変の診療では常に心掛ける必要がある．

文　献

1) 田村敦志：爪部の局所解剖．爪の診療実践ガイド，第 2 版（安木良博，田村敦志編），全日本病院出版会，pp. 2-12，2021.

2) de Berker D, et al：Quantification of regional matrix nail production. *Br J Dermatol*, **134**：1083-1086, 1996.

3) Hasegawa M, Tamura A：Subungual angiokeratoma presenting as a longitudinal pigmented band in the nail. *Acta Derm Venereol*, **95**：1001-1002, 2015.

4) González-Serva A：Structure and function. Scher RK et al. eds. 11-30, Nails：Therapy, Diagnosis, Surgery. WB Saubders Co, 1990.

5) Morgan AM, et al：Anatomy of the nail unit in relation to the distal digit. Krull EA, et al. eds. 1-28, Nail surgery：a text and atlas, Lippincott Williams & Wilkins, 2001.

6) Shum C, et al：Examination of the anatomic relationship of the proximal germinal nail matrix to the extensor tendon insertion. *J Hand Surg Am*, **25**：1114-1117, 2000.

巻き爪矯正

医師・看護師専用コース

- 巻き爪矯正ベーシック
- 割れ爪の矯正と匙状爪の形成方法
- 陥入爪の矯正
- 爪の根元上げ
- 重度の巻き爪矯正
- トゲ抜き

通常3日間のところ **2日間完結！**

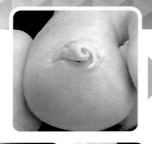
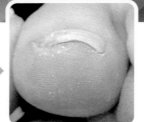
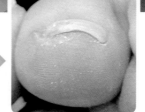

2024年
大阪	10/13 [日]・14 [祝]
福岡	11/23 [祝]・24 [日]

2025年
大阪	2/23 [日]・24 [祝]
東京	5/3 [祝]・4 [日]

詳しくはこちら

右記日程以外に一般コースの開催もあります。人数により出張プライベートレッスンも可能。様々なご要望も承りますので、まずはご相談ください。

上記のコースを受講された後、このような爪甲鉤彎症の修復技術が学べるネイルリストア®の受講が可能となります。

NEXT STEP!

※但し、受講には一定の条件を満たす必要があります。

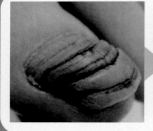
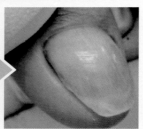
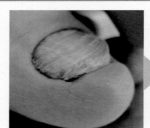
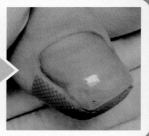

外科的処置なしで爪甲鉤彎症の修復が可能！

患者様に大好評！

Pediglass Technology®
医療と美容の理想的な連携を目指して

肉芽のある陥入爪や巻き爪を矯正する画期的な方法ができました！

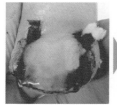
初日　矯正処置直後

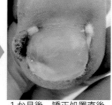
1か月後　矯正処置直後

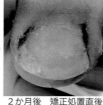
2か月後　矯正処置直後

- 肉芽を発症していても矯正可能
- 爪が湿潤していても矯正可能
- 患者様への肉体的負担が軽い
- 取扱いが簡単

詳しくはお問い合わせください

株式会社ペディグラス　　代表：**0120-89-1840**

ペディグラス　検索
https://pediglass.co.jp

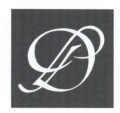

◆特集／まるわかり！爪疾患

I. 総 論
爪のみかた
―初診時に何を診て何を考えるか―

高山かおる*

Key words：肥厚爪(onychogryphosis)，巻き爪(pincer nail)，爪甲縦裂症(split nail)，乾癬(psoriasis)，爪下外骨腫(subungual osteochondoma)

Abstract 爪は皮膚の付属器であるが，小さいながらも様々な理由により多彩に変化する．爪に起こる変化は乾癬，扁平苔癬といった皮膚炎症性疾患，メラノーマ，ボーエン病，グロームス腫瘍といった皮膚腫瘍，黄色爪症候群などに代表される他臓器疾患が要因のもの，外的な刺激や圧力の偏在が問題で起こる巻き爪・陥入爪，爪甲鉤彎症などの肥厚爪，爪白癬，疣贅などの感染症，先天性爪甲肥厚や第4趾爪甲前方彎曲症といった先天性疾患など多岐にわたる．病態を判断するために，形の異常，表面の異常，爪の色，爪下の変化を診ていきアセスメントする必要がある．特に足の爪ではどの病態であっても外力の影響があるので，変化は1つではなくいくつかが混ざり合ったりすることも頭にいれておく必要がある．

はじめに

爪は皮膚の付属器であるが，小さいながらも様々な理由により多彩に変化する．全身の状態を反映するような変化もあるし，局所的な外力を反映して変化も起こる．腫瘍という場合もある．爪のトラブルは皮膚科で診ることが一般的であるが，ネイリストや巻き爪矯正専門の民間施設などで施術を受けている場合も多い．爪の変化を診たときに，異常をどう考えて，診療につなげるのか，ケアにつなげるのがよいのかを，実例を挙げながら解説する．

正常な爪は透明で，爪床の色を反映してピンク色をしている．遊離端から先は水分量が減少するため白色を呈する．爪甲は3層になっているとされているが，実際には目に見えて分割出来るわけではない．全体の形はやや彎曲をしているが，どの程度が正常かについて目安となる指標に，遠位

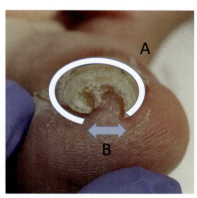

図 1．爪の彎曲具合の評価方法
遠位爪幅狭小化率(％)＝B/A×100
数値が小さいほど，彎曲が強い．
70〜80％が正常

爪幅狭小化率[1]がある(**図1**)．70〜80％で正常と判断できる．爪に起こる変化の要因となるものは，皮膚炎症性疾患・皮膚腫瘍・他臓器疾患・外的因子・感染症・先天性疾患(**表1**)があり，どれに

* Kaoru TAKAYAMA, 〒332-8558 川口市西川口5-11-5 埼玉県済生会川口総合病院皮膚科，主任部長

表 1. 爪の変形をみたときに考えるべき疾患（代表的なもの）

要　因		疾患（代表的なもの）
皮膚炎症性疾患		トラキオニキア，爪乾癬，掌蹠膿疱症，Hallopeau 稽留性肢端性皮膚炎，扁平苔癬，爪甲剝離症
皮膚腫瘍		ボーエン病，有棘細胞癌，メラノーマ，爪甲色素線条，後天性被角線維腫，グロームス腫瘍，爪下外骨腫
他臓器疾患が要因		黄色爪症候群，ばち状指，スプーンネイル
外的因子		陥入爪，巻き爪，爪甲鉤彎症
感染症	細菌	ひょう疽，緑色爪，化膿性爪囲炎
	ウイルス	疣贅，手足口病，ヘルペス性ひょう疽
	真菌	爪白癬，カンジダ性爪囲炎
	その他	爪疥癬
先天性疾患		第 4 趾爪甲前方彎曲症，先天性爪甲欠損症，先天性爪甲肥厚，先天性示指爪甲欠損症

表 2. 爪の形の異常をみたとき鑑別する疾患

		局所的要因	全身的要因
厚み	肥厚	爪白癬，爪甲鉤彎症，厚硬爪甲，爪甲伸長遅延（外力・爪母の障害）	先天性爪甲肥厚，黄色爪症候群，乾癬
	萎縮	爪母の障害（外傷・術後）	扁平苔癬・虚血
線	横線（ボー線条）・横溝	外力（主に靴），後爪郭部の炎症	消耗性疾患（伝染性紅斑，麻疹など感染症のあと）
	縦条・縦裂	生理的，爪甲縦裂症，グロームス腫瘍	トラキオニキア，扁平苔癬
陥凹		爪の萎縮，スポーツ	匙状爪（生理的・貧血・甲状腺疾患），点状陥凹（乾癬・円形脱毛症）
隆起		腫瘍	ばち状指
欠損		陥入爪，外傷，深爪，手術後後遺症	先天性爪甲欠損
角度	巻き爪	外力・足趾の機能低下，足変形	寝たきり，第 4 足趾爪甲前方彎曲症

（文献 2 を参考に作成）

当たるのかを判断するために，① 形の異常，② 表面の異常，③ 爪の色の異常，④ 爪下の異常を診ていく．

各疾患については，各論にも詳しく述べられているので，併せてご参照いただきたい．

① 形の異常

形の異常として，厚み，線，陥凹，隆起，欠損，角度（彎曲）が挙げられる（表 2）[2]．

1．爪の肥厚について

＜症例 1＞ 60 代，女性

現病歴：5 年前から誘因なく爪が変形してきた．厚くて爪切りが出来ず，靴に当たって痛いとのことで来院．

現　症：両母趾の爪甲は重層し厚くなっていた．示趾は以前骨折して変形しており，曲がったDIP 関節が母趾に当たっている．左示趾はハンマートウ変形があり，靴に当たるのか PIP 関節部に発赤がみられる（図 2）．

何をみるか：爪が厚くなるときにはいくつかのパターンがあるが，ここでは主な 3 つの機序を紹介する（図 3）[3]．

（1）爪甲全体が厚くなる（厚硬爪甲）

厚硬爪甲は爪甲が厚くなり硬くなる症状を呈する．爪甲が遠位に向かって伸びにくくなった結果，爪甲が生み出される過程で爪全体が厚みを増すと考えられ，爪の便秘状態ということができる．フットウェアによる圧迫などの関与が疑われる．

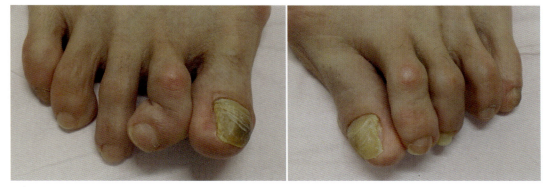

図 2. 症例 1
両母趾爪甲は重層し，右母趾には黒褐色の色がついている．右示趾は骨折の既往があり，DIP 関節が大きくゆがみ母趾に当たっている(a)．左示趾はハンマートゥになっていて PIP 関節部に発赤がある(b)．

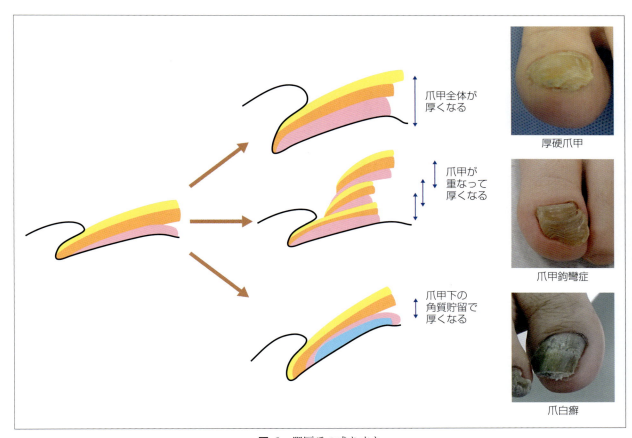

図 3. 肥厚爪の成り立ち

（文献 3 より引用，一部改変）

(2) **爪甲が重なって厚くなる（爪甲鈎彎症）**

爪甲鈎彎症は爪甲が何層にも重なり厚くなった状態で，重なっている爪は爪床から剝離している．主にスポーツや山登り，靴のトラブルなどにより爪下出血や外傷性の爪甲剝離を起こしたあとに生じるが，足に変形があり，爪にかかる外圧に偏りがある場合にも生じる．近位爪郭（後爪郭）が短縮され，爪母から出てくる爪をしっかりと爪床側に固着することができなくなり，爪甲の成長ベクトルが近位から遠位ではなく，上向きになってしま

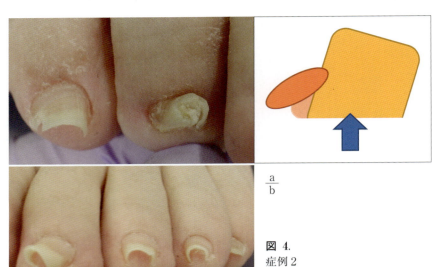

図 4.
症例 2
右 3 足趾が上向きになり，そして彎曲を伴う(a)．左 2〜4 足趾に彎曲を伴う(b)．左示趾はやや内側を向く．

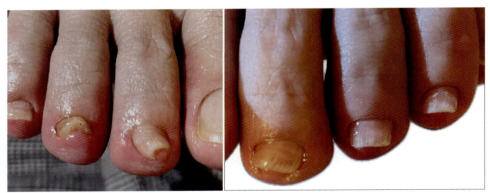

図 5. 症例 2
爪甲の側縁を持ち上げることのできるジェルでケアしてもらったあと

うために生じると推測される[4]．上に向いた爪は側爪溝に突き刺さるよう伸びて，それ以上伸びることが出来なくなり剝離し，新しい爪が出てくることを繰り返している．また爪甲と爪床が剝離している状態が続くため，爪甲を引っかけて出血している状態が繰り返されている場合もあるようである．

(3) 爪甲下に角質が増殖する(爪下角質増殖)

DLSO 型(distal and lateral subungual onychomycosis)の爪白癬に代表される変化で，爪下に角質が増殖した結果，爪甲が肥厚する場合もある．爪床の過角化が進み，爪甲は爪床とは剝離し上に持ち上がり，上向きに変形することもある．爪白癬以外でも乾癬，不適切な外力などで起こる．特に 2〜4 足趾爪甲下の角質増殖は，足趾先端部にかかる圧力の負担の結果である可能性が高い[5]が，その形からしばしば間違って爪白癬と診断されることがあり注意が必要である．

症例 1 について：本症例は爪甲が重層し厚くなる爪甲鉤彎症を呈している．右母趾には褐色斑があるが，これは古い出血と思われる．外反母趾と母趾回内変形が強く，地面からの強い圧力を内側から受けとめ，外側は隣の趾によって強く押されることで，爪の力に偏在が生じたと考える．つま

り外的要因に由来する変化である．ご本人の履いていた靴の中敷きをはずしてみると，激しく摩耗し，特に母趾内側と前足部に強い力が加わっているのがわかる．このように靴の中にヒントがあることもあるので，履いているものは必ず確認する．

2．爪の角度

a）成長方向の異常

＜症例2＞50代，女性

現病歴：いつからかは不明であるが足趾の爪の向きや変形が起きた．器質的な疾患を疑われ紹介受診．

現　症：右3足趾が上向きになり，そして彎曲を伴う．左2～4足趾に彎曲を伴う．左示趾はやや内側を向く（図4）．

何をみるか：爪甲は爪母から作られ，爪床に乗ってベルトコンベアのように前に運ばれて成長する．このときに爪床と側爪溝とピタッと接合する角化をしている．しかしその接合がはずれ，遠位ではなく，上や下，外や内に向かって伸びるときがある．

爪は末節骨の上にあり，末節骨を覆うように位置しているため，末節骨の変形の影響をしばしば受ける．先天性第4趾爪甲前方彎曲症という先天性疾患があるが，爪甲が前方に彎曲して生えている．これは末節骨が低形成であることが原因と考えられている．後天的には末節骨の変形であるIP外反母趾やマレットトウにも爪甲の変化が多くみられる[4]．また末節骨の届かない足趾先端部の部分は爪の役割が大きく，正常であれば爪床から続く方向へ伸びて，足趾全体を覆っているべきであるが，趾腹側のどの部分に圧力が強くかかるかによって，前には伸びず爪の成長方向が変わる．爪甲鉤彎症のベクトル方向の変化も同様に考えることができる．足趾機能の低下に加えて，靴の中で足が動くために握りしめる癖があるなど，フットウェアの影響は大きいと推測される．

症例2について：症例の足趾変形はそれほど目立たないが足趾同士がくっついて押し合っている様子がみられる．右3趾爪甲の上向きの変形は靴底を握りしめる癖，左足趾の巻き爪は趾の押し合いによるとみられ，靴の影響が大きいと推測する．靴はスニーカーであったが，サイズが小さかった．靴を指導し，近隣のネイリストさんにお願いしてアップジェル®（爪の両端を軽く持ち上げるジェル）をつけていただいた（図5）．この症例は足趾にかかる偏在する圧力が要因で生じた変形と考えられた．

b）巻き爪変形

＜症例3＞70代，女性

現病歴：外反母趾があり，右足は過去に手術したことがある．左母趾の巻き爪が痛むとのことで当科を受診した．

現　症：右足は外反母趾の術後とのことで変形は，軽度回内気味であるが爪甲の彎曲は強くない．左足は外反母趾と示趾DIP関節遠位の変形が高度で，母趾の側爪溝を示趾が押している様子があり，左母趾爪甲の外側は巻いて陥入気味で，痛みを伴っている（図6-a）．

何をみるか：巻き爪は爪甲が先端に行くにつれ内側に巻き込んだ状態のことを指す．第1足趾に生じやすいが他趾にも生じる．圧迫を受けると疼痛や陥入爪を伴うことがある．原因として，外力，足の形などが関与する．末節骨の加齢的変化，靴の圧迫，外反母趾，浮指などのほか，歩行数が少ないこと，足趾での蹴り出しが弱いことも原因になる．それぞれの要因によって出来てくる巻き爪の形は様々あり，なぜ巻き爪になったかについてアセスメントするのに役立つので症状と原因を合わせてみていく[6][7]．

（1）**トランペット型の巻き爪**：トランペットのベルのように巻く巻き爪．足趾間力，下肢筋力が低下している場合に生じる形で，足趾の踏み込みが少ないと推測される[6]．

（2）**ステープラー型の巻き爪**：外反母趾によって爪甲が内側縁から押されることによってホチキスの芯のように曲がる[6]．示趾が母趾の上に乗ることによって外側縁を押し，外側の爪を変形させることもある．

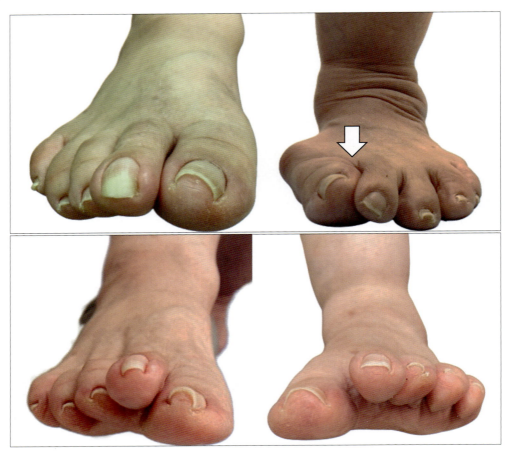

図 6. 症例 3

a：右足は外反母趾の術後とのことで変形は，軽度回内気味であるが，爪甲の彎曲は強くない．左足は外反母趾と示趾 DIP 遠位の変形が高度で，母趾の側爪溝を押している様子があり（→），左母趾爪甲の外側は巻いて陥入気味

b：症例 3 の左母趾外反母趾の術後．疼痛があって繰り返していた左母趾の巻き爪変形は示趾に押されることがなくなって自然に軽快している．一方，右母趾は外反母趾が再燃気味で示趾がのり，今度は右母趾爪甲の外側が巻き爪を呈するようになっている．

(3) つの字型の巻き爪：足趾の踏み込みが悪い状態で，隣接する足趾から乗られたり，押されたりすることで生じると考えられる．

(4) 先細り型の巻き爪：爪甲の下には末節骨があるが，足の形に合わない靴の影響などで負荷が加わり続けると骨棘が出来るといわれている[6]．末節骨の基部が開くことで，爪甲基部が広がり，相対的に先端が細くなるといわれている．

(5) タイル型の巻き爪：両側溝に埋もれこむような形に変形するものを指す．ほぼ靴や靴下の問題と，足趾同士が押し合うことによる．

症例 3 について：症例 3 の場合は外反母趾に伴うもので，ステープラー型にあたるが，痛みがあるのは内側ではなく，外側であった．中足骨をサポートし，靴は足趾の重なったところがぶつからないようにしたものの，それだけでは治らなかったので超弾性ワイヤーなどで治療した．数年経って左母趾の外反母趾を手術されたところ，数か月後に来院したときには，示足趾に押されることがなくなり自然に左母趾の巻き爪は痛みを伴わなくなった．ところが右母趾は外反母趾変形が再燃してきて，爪甲を押すようになりこちら側を矯正す

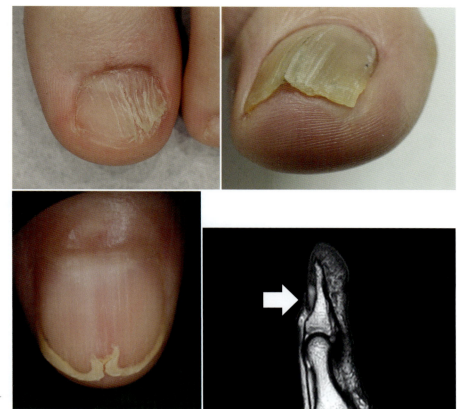

図 7．
a：症例 4：左母趾爪甲の外側に縦条と亀裂がある．後爪郭はわずかに鱗屑を伴う．
b：症例 5：右母趾の爪甲中央に縦裂があり，山型に変形している．母趾の内側に過角化を伴っている．
c：症例 6：ダーモスコピー像．右母指の先端に亀裂があり，亀裂の側縁に続きほんのりと赤みがみられる．
d：症例 6：MRI 画像．→の部分に結節がみられる．

る必要がでてきている（図 6-b）．

3．横線（ボー線条）・横溝について

ほぼすべての爪の同じ位置に一条の横の線が入ることがあり，ボー線条と呼ばれる．過去に生じた爪母の一時的な成長速度の変化によって出来るとされている．麻疹，Stevens-Johnson 症候群，手足口病後や，化学療法の爪トラブルとしてみられることもある．足の爪では横溝を一部の足趾にみることがあり，爪の周囲組織の変化によるものと推測される．たとえば後爪郭皮膚が後退すると爪甲は厚みを増し，前方に伸びると爪甲は薄くなる[8]．そのため爪甲に段差がついて横線ができることがある．

4．縦条・縦裂について

＜症例 4＞7 歳，男児

現病歴：半年前から，左母趾爪の変形に気がついた．後爪郭の部分には瘙痒がある．

現　症：左母趾爪甲の外側に縦条と亀裂がある．後爪郭はわずかに鱗屑を伴う（図 7-a）．

＜症例 5＞75 歳，男性

現病歴：2 年前から爪に縦裂が生じ，MRI で爪床に腫瘤はなく，靴などのトラブルを疑われ紹介受診．自覚症状はない．

現　症：両母趾の爪甲中央に縦裂があり，山型に変形している．母趾の内側に過角化を伴っている（図 7-b）．

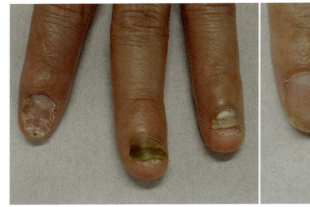
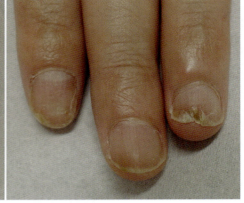

図 8. 症例 7　　　　　　　　　　　　　　　a｜b
　a：初診時．手指爪甲表面に鱗屑を伴うものや，爪甲と爪床が剝離し，爪下
　　　に角質が軽度増殖し，爪甲には白色や緑色を呈する部分がある．
　b：治療後．点状陥凹がわずかにみられるが，どの爪も改善がみられる．

＜症例 6＞40 代，女性
　現病歴：4，5 年前から右母指に圧痛があり，爪甲の先端部が割れるようになった．ステロイド外用を行うも難治のため，精査目的で紹介された．
　現　症：右母指の先端に亀裂があり，ダーモスコピーでは亀裂の側縁に続き，ほんのりと赤みがみられる（図 7-c）．
　何を診るか：爪甲の縦の変化には生理的なもの，皮膚疾患によるもの，後爪郭部への外的な刺激によると思われるものがある．
　（1）縦　条：爪甲の表面には縦に平行に走る細かい縦条が生理的にみられる．高齢になると目立つようになるとされる[9]．病的なものは後爪郭もしくは爪母の異常でみられることがある．例えばトラキオニキアや扁平苔癬などである．トラキオニキアは縦条が目立ち[10]，扁平苔癬は萎縮が目立つ．
　（2）縦　裂：爪甲の先端部に亀裂が入るときには，爪甲縦裂症か爪下のグロームス腫瘍を鑑別する．爪甲縦裂症は後爪郭の異常のために生じるとされ，後爪郭にステロイドを外用すると改善する[11]．疼痛を伴い，ダーモスコピーで紅色局面が確認できるときはグロームス腫瘍を疑い，エコーや MRI で確認する．
　症例 4，5，6 について：症例 4 は子どもに生じた爪の縦条と縦裂で，爪母の炎症と考えられた．トラキオニキアか扁平苔癬か迷うところであるが，生検できていないのと，この足趾にしか変化

がないため確定診断は難しい．ステロイド外用薬への反応をみているが，あまり変化がない．
　症例 5 は爪甲縦裂症で，ステロイド外用にて 3 か月で治癒した．母趾内側から強い力で押されていることが，胼胝の位置からわかるため，誘因になる可能性を考えインソールを処方した．後爪郭の異常は見た目ではわからないが，ステロイド外用はよく効いた印象であった．
　症例 6 は MRI（図 7-d）で爪下に腫瘍を認め，グロームス腫瘍による縦裂であった．

② 表面の異常

＜症例 7＞40 代，女性
　現病歴：1 年くらい前から，左薬指爪に変形が生じ，徐々にほかの指にも広がった．手指の DIP 関節にこわばりがある．数軒の皮膚科に受診したが，診断が告げられず，ステロイドを外用しても治らないとのことで紹介受診された．
　現　症：手指爪甲のほとんどに剝離があり，軽度の爪下角質増殖を認めた．爪甲表面に鱗屑を伴うものや，白色や緑色を呈する部分がある（図 8-a）．
　何をみるか：正常な爪甲の表面はスムーズであるが，皮膚疾患などにより爪母に炎症が起こった場合，凹凸が生じる．爪を作り出す過程を角化と呼ぶが，正常な角化は爪母や爪床における炎症による不全角化を反映している．爪母は爪を作りだしており，前方に移動後，爪下皮と爪甲が分離するが，

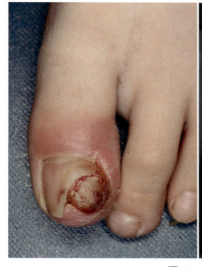
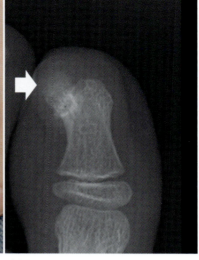

図 9. 症例 8
a：爪下に硬い結節を認める．二次感染を生じ，周囲に発赤を伴っている．
b：X 線で末節骨から隆起する結節（→）を認める．

爪母・爪床のどの部位に炎症が強くあるかによって様々な臨床を呈する．点状陥凹（乾癬や円形脱毛症のときに出現）は，爪母近位の病変であること，爪甲異栄養症（湿疹病変や乾癬などでみられる）は爪母近位や遠位の病変であること，爪床の不全角化は爪甲剝離としてみられる．

症例 7 について：症例 7 の爪には鱗屑，白斑，緑色爪，爪甲剝離，爪下角質増殖がみられ，爪母病変と爪床病変が手指全体にみられている．ほかに症状はないが，爪乾癬の所見である．患者は手指の痛みを訴えていたが，あきらかな関節炎は認めなかった．アプレミラスト内服とカルシポトリオール水和物・ベタメタゾンプロピオン酸エステル外用薬を後爪郭部に単純塗布し，緑色爪のところにはナジフロキサシン外用薬を塗るように指示した．治療 3 か月で爪甲の点状陥凹が残るのみとなった（図 8-b）．

③ 色の異常

そもそも正常な爪甲は，爪床と密着している部分では透明で爪床の毛細血管の色を反映してピンク色を呈する．爪の色を決める要素として爪母でのメラニンの増加によるもの，爪床での出血，爪甲への白癬ないし・緑膿菌の感染，爪甲の爪床からの剝離や爪下角質増殖，および爪甲の肥厚が挙げられる．

① 黒（茶）（症例 1 を参照）

爪母部分でのメラニン色素の増加のために起こる変化で，爪の基部から先端まで，ときとして後爪郭の皮膚や爪下皮への色素沈着なども合併する．また爪下の出血，出血が爪甲に沈着すると黒くみえる．

② 緑（症例 7 を参照）

爪甲への *Pseudomonas aeruginosa*（緑膿菌）による爪感染症のときに生じる．緑膿菌は水中や土壌中に存在するが，ヒトの消化管中の細菌叢を構成する菌の 1 つである．爪に何らかのダメージがある部位やジェルネイルなどつけているときに爪甲との間に隙間があると生じることがある．

③ 白（症例 7 を参照）

白は爪母での角化異常や，爪甲剝離や爪甲下角質増殖，爪表面への白癬の感染で生じる．また肝障害や腎障害がある場合に白濁することがある．

④ 黄色（症例 1 を参照）

爪の肥厚や重なりがある場合に黄色を呈する．

④ 爪下の異常

＜症例8＞ 10代，男児

現病歴：2か月前から爪の下のできものに気が付いた．痛みを伴うようになり来院．

現　症：爪甲下に硬い結節を認める（**図9-a**）．

何をみるか：爪甲下には様々な腫瘍が生じることがある．基部近くにあると粘液嚢腫，縦裂を伴えばグロームス腫瘍などが疑われる．前方から観測が可能な部位には，爪下疣贅，爪下外骨腫，ほかonycomatoricoma のような腫瘍が生じることがある．

症例8について：症例8は爪甲下に先端からみえる結節がある．もともとは爪の下に隠れていたが，術前に二次感染を起こしてしまったため，部分抜爪した．そのため二次感染を伴っている．X線を撮ると末節骨から隆起する結節があることがわかる（**図9-b**）．爪下外骨腫と診断し，摘出を行った．

おわりに

爪は爪母から爪床に沿って伸びることを繰り返している．成長のどの過程で，どの部位に，どのような理由が加わったのかをその形から推測していく．変化は一様ではなく，特に足の爪では外力の影響が必ずあり，その影響も加味して原因を推測する必要がある．実際の症例を通して，みるべきものについて解説したが，爪の疾患はここに載せたものにとどまらない．そのため爪の診療を難しいと感じることが多いようであるが，疾患を覚えるというよりも，爪甲がどうして変化するのか

を推測すると，有効な治療やケアにつなげるのに役立つと思う．

参考文献

1）崎山ともほか：簡便かつ有用な巻き爪の評価法．日皮会誌，**126**（12）：2275-2280，2016．
2）今井亜希子：足をトラブルから守るために必要な皮膚科の知識(2)爪編．Woc Nursing 3月号：21-25，2018．
3）高山かおるほか：Ⅲ．爪の診方―まず何を診るか―．足爪治療マスターBOOK（高山かおるほか編）．全日本病院出版会，pp.24-33，2020．
4）高山かおる：爪甲肥厚，爪甲鉤彎症の病態と対処．カラーアトラス 爪の診療実践ガイド第2版．全日本病院出版会，pp,241-249，2021．
5）高山かおるほか：第Ⅱ足趾にみられる肥厚爪．皮膚病診療，**33**（3）：233-236，2011．
6）Baran R, et al：Pincer nails：definition and surgical treatment. *Dermatologic Surgery*, **27**（3）：261-266, 2001.
7）今井亜希子ほか：足趾巻き爪の形成要因となり得る運動機能障害と足趾変形に関する解析．日皮会誌，**133**（11）：2589-2597，2023．
8）東　禹彦：3．爪の症状と発症機序．横溝形成．爪～基礎から臨床まで～改訂第2版．金原出版，pp.35-36，2018．
9）東　禹彦．2．爪の発生と生理　生理的爪甲縦条．爪～基礎から臨床まで～改訂第2版．金原出版，pp.24-25，2018．
10）川村裕平ほか：特発性トラキオニキアの1例．日皮学誌，**133**（11），2599-2605，2023．
11）東　禹彦：5．後天性の爪の変化　爪甲縦裂症．爪～基礎から臨床まで～改訂第2版．金原出版，pp.69，2018．

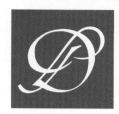

◆特集／まるわかり！爪疾患
Ⅱ．検　査
ビギナーズサマリー
生検術

川島裕平*

Key words：爪母(nail matrix)，爪床(nail bed)，生検(biopsy)

Abstract 代表的な炎症性爪疾患として爪乾癬，爪扁平苔癬，特発性トラキオニキアが挙げられ，日常診療においても遭遇する機会は稀ではない．炎症性爪疾患を正確に診断するためには，それぞれの疾患に特徴的な爪症状の理解だけでなく，診断に有用な病理組織学的所見が得られる生検術を習得しておくことが求められる．爪の臨床所見から推定した炎症の主座から適切に検体を採取できれば，診断に有用な病理組織学的所見が得られる可能性が高くなり，より正確な診断に繋がると考える．

はじめに

爪疾患や爪トラブルで皮膚科を受診する患者は少なくなく，爪乾癬，爪扁平苔癬，特発性トラキオニキアに代表される炎症性爪疾患に遭遇する機会も稀ではない[1]（図1）．炎症性爪疾患の爪症状は手指にも出現することから，患者のQOLを大きく低下させることも知られており，皮膚科医には正確な診断と適切な治療を提供することが期待されている．本稿では炎症性爪疾患の診断のプロセスや生検の考え方について解説したうえで，爪乾癬と特発性トラキオニキアの症例を提示し，筆者が実際に行っている生検術を紹介する．

炎症性爪疾患の診断のプロセス

1．炎症の主座の推定

一般的に爪甲は爪母で形成されるため，爪母に炎症が生じると爪甲自体に何らかの変化が生じる[1]（図2）．さらに，爪母近位部で爪甲表面が形成されることから，爪甲表面の変化が主体の場合，爪母近位部に炎症の主座があることが推定される[1]．一方，爪床に炎症の主座がある場合，爪甲の下に何らかの変化が現れるが，爪甲自体は基本的に正常となる[1]（図2）．以上の原則を踏まえて爪症状を正確に捉え，炎症の主座が爪母・爪床のどちらにあるのか，あるいはその両方にあるのかを推定することが重要である[1]．

2．炎症の主座からの生検術

炎症性爪疾患のなかでも爪乾癬や爪扁平苔癬は特徴的な爪症状を呈することが多く，臨床所見のみでも診断の精度は比較的高いと考えられている[1]．一方，爪の臨床所見のみで診断が困難な場合，生検を行ったうえで病理組織学的な検討を行うことが正確な診断に向けて重要となる．生検を行う場合も漫然と行うのではなく，爪の臨床所見から推定した炎症の主座から適切に検体を採取することで，診断に有用な病理組織学的所見が得られる可能性が高くなる[1]．ただ，爪母から生検を行った場合には生検後に不可逆的な爪甲変形を生じる可能性があること，通常の皮膚生検と比較して診断に有用な病理組織学的所見が得られないことが少なくない点なども考慮する必要がある．このような爪組織からの生検の特殊性をあらかじめ患者に十分説明し，症例ごとに生検の必要性を見極めることが求められる．

* Yuhei KAWASHIMA，〒108-0073 東京都港区三田1-4-17 東京都済生会中央病院皮膚科

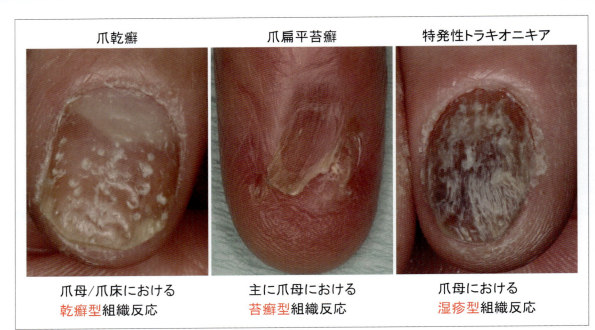

図 1. 代表的な炎症性爪疾患

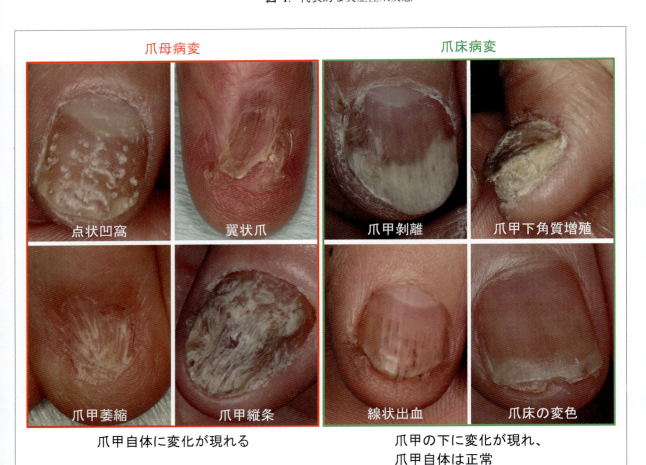

図 2. 爪母病変，爪床病変の代表的な爪症状

a）爪母からの生検術

爪母から生検を行う場合，生検後の不可逆的な爪甲変形を生じるリスクがあるが，一般的に爪母へ3mm程度までの侵襲であれば爪甲変形をきたす可能性は低いと考えられている[2]．筆者の施設では3mmデルマパンチ®を用いた低侵襲な生検を行っており，生検後の爪甲変形のリスクを最小限に抑えている[1]．さらに近年は炎症の主座である爪母近位部から直接検体が採取できるように，近位爪郭に皮切を加えて反転させ，爪母を露出させる方法を採用している[3]．検体採取後の爪母は縫合せず，反転させた近位爪郭を元に戻し，皮切部のみを縫合している．なお，爪母から採取した検体は炎症の主座である爪母近位部の病理組織学的所見が確認できるように，爪甲の長軸方向で切片を作成することがポイントである．そのため，楕円形に変形させた4mmデルマパンチ®を用いて，楕円の長軸方向と爪甲の長軸方向を一致させるように検体を採取することで，爪甲の長軸方向に切片を作成することが可能となるように工夫している．

b）爪床からの生検術

爪の臨床所見から炎症の主座が爪床にあることが推定される場合，多くの症例で爪床病変の代表的な所見である爪甲剥離を認める．そのため，剥離している爪甲を切除して露出させた爪床から直接検体を採取することで，診断に有用な病理組織学的所見が得られる可能性が高くなる．筆者の施設では3mmデルマパンチ®を用いて生検を行っているが，3mm程度の侵襲であれば検体採取後の爪床は縫合を行わなくても良好な上皮化が期待でき，爪母からの生検と比較して爪甲変形のリスクは小さいと考えられる．なお，爪乾癬を疑い爪床から生検を行う場合，爪甲の短軸方向で切片を作成しなければ表皮突起の延長などの診断根拠になるような病理組織学的所見が得られないため，切片を作成する向きにも注意が必要である[4]．

炎症性爪疾患における生検の実際

ここでは代表的な炎症性爪疾患の爪乾癬，特発性トラキオニキアの症例を提示し，筆者が実際に行っている診断のプロセスや生検術を紹介する．

1．爪乾癬

患　者：60代，女性

主　訴：手足の爪甲変形

既往歴：特記すべき事項なし

現病歴：初診6か月前より手足の爪甲変形を自覚した．近医を受診しステロイド外用が行われたが改善に乏しく，精査加療目的で当科を紹介受診した．

初診時現症：手指爪甲は全体的に爪甲縦条が多発し，爪甲表面は粗造化し光沢が失われていた（**図3-a**）．足趾爪甲では爪甲剥離が目立ち，爪床の変色，爪甲周囲に紅斑を認めた（**図3-b**）．さらに，腋窩や臍部，四肢に軽度の角化を伴う紅斑を認めた（**図3-c**）．

炎症の主座の推定：手指爪甲に認めた爪甲縦条は爪母病変の代表的な爪症状だが，足趾爪甲で認めた爪甲剥離や爪床の変色は爪床病変の代表的な爪症状であり，炎症の主座は爪母と爪床の両方にあると考えられた[4]．

生検術：生検後の爪甲変形のリスクが爪母と比較して小さい爪床から生検を行った．左4趾の剥離している爪甲を切除し，露出させた爪床から3mmデルマパンチ®を用いて検体を採取した（**図3-d**）．

病理組織学的所見：過角化，顆粒層の肥厚，一部で表皮突起の延長を認め，爪乾癬と診断した（**図3-e**）．なお，爪乾癬では正常の爪母や爪床では形成されない顆粒層が出現することがあり，皮膚の乾癬との違いとして知っておく必要がある[4]．

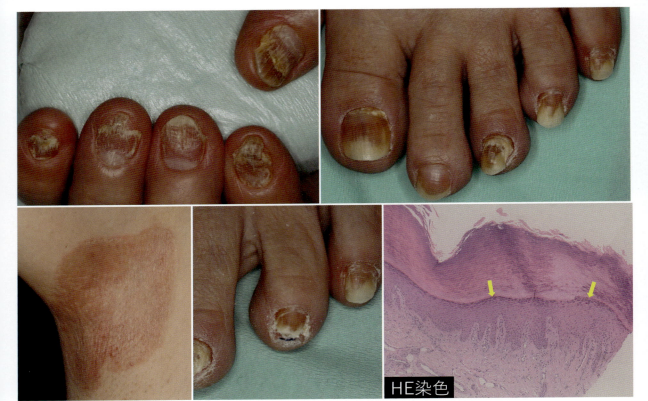

図 3. 爪乾癬

a：初診時現症（手指爪甲）
b：初診時現症（足趾爪甲）
c：腋窩の皮膚所見
d：生検術．剝離している爪甲を切除し，露出させた爪床から 3 mm デルマパンチ®を用いて検体を採取した．爪甲の短軸方向（マーキングの向き）に切片を作成した．
e：病理組織学的所見．過角化，顆粒層の肥厚（⇨），表皮突起の延長を認めた．

2．特発性トラキオニキア

患　者：50 代，女性
主　訴：手足すべての爪甲の粗造化
既往歴：特記すべき事項なし
現病歴：初診の約 3 年前より手足すべての爪甲の粗造化が出現し，近位爪郭に瘙痒を自覚した．精査加療目的で当科を紹介受診した．
初診時現症：指趾すべての爪甲に縦走する隆起や縦条が多発し，爪甲表面の粗造化や光沢の消失を認めた（図 4-a，b）．また，近位爪郭は発赤腫脹し，瘙痒を伴っていた．なお，全身の皮膚や粘膜に特記すべき所見はなかった．
炎症の主座の推定：爪甲縦条や縦走する隆起は爪母病変の代表的な爪症状であり，炎症の主座は爪母近位部にあると考えられた[1]．
生検術：爪甲表面の粗造化の程度が強く，生検後に爪甲変形が生じたとしても目立ちにくい左母趾爪母近位部から生検を行った．近位爪郭に皮切を加えて反転し爪母を露出させ，楕円形に変形させた 4 mm デルマパンチ®を用いて，楕円の長軸方向と爪甲の長軸方向が一致するように検体を採取した（図 4-c）．
病理組織学的所見：爪母上皮では海綿状態，リンパ球と好酸球を主体とする炎症細胞浸潤を認めた（図 4-d）．特徴的な爪症状と病理組織学的所見，ほかに関連が疑われる疾患や症状を認めなかったことから，特発性トラキオニキアと診断した[5]．

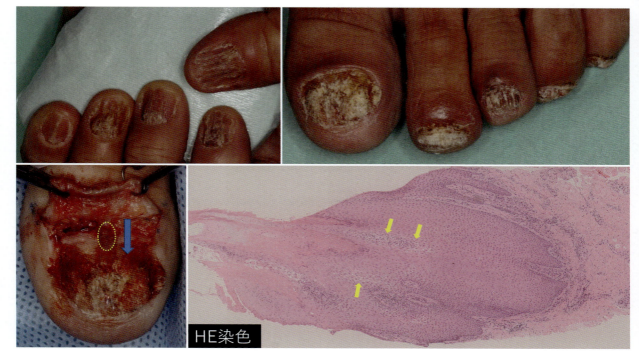

|a|b|
|c|d|

図 4．特発性トラキオニキア

a：初診時現症（手指爪甲）
b：初診時現症（足趾爪甲）
c：生検術．近位爪郭に皮切を加えて反転し爪母を露出させ，楕円形に変形させた 4 mm デルマパンチ®を用いて，楕円の長軸方向と爪甲の長軸方向（⇨）が一致するように検体を採取した（黄色点線）．
d：病理組織学的所見．爪母上皮では海綿状態（⇨），リンパ球と好酸球を含む炎症細胞浸潤を認めた．

おわりに

本稿では代表的な炎症性爪疾患である爪乾癬，特発性トラキオニキアの実際の症例を提示し，炎症性爪疾患の診断のプロセスや生検の考え方を解説した．炎症性爪疾患の診断に際しては爪の臨床所見を正確に捉え，炎症の主座が爪母・爪床のどちらにあるのかを推定することが重要となる．そして，推定した炎症の主座から適切に検体を採取できれば，診断に有用な病理組織学的所見が得られる可能性が高くなり，より正確な診断と治療に繋げられると考える．

文　献

1) 川島裕平：解剖と病態から考える炎症性爪疾患の診断と治療．日皮会誌，**134**(4)：701-709，2024．
2) Zaias N：The longitudinal nail biopsy. *J Invest Dermatol*, **49**：406-408, 1967.
3) 松梨智子ほか：発症から 20 年近く診断に至っていなかった特発性トラキオニキアの 1 例．臨皮，**78**：435-440，2024．
4) 齋藤昌孝：爪乾癬と爪扁平苔癬の診断と治療のコツ．日皮会誌，**130**(10)：2199-2208，2020．
5) 川島裕平ほか：特発性トラキオニキアの 1 例．日皮会誌，**133**(11)：2599-2605，2023．

◆特集／まるわかり！爪疾患

II. 検　査
ビギナーズサマリー
病理の見方

三浦圭子*

Key words：爪母（nail matrix），爪床（nail bed），近位爪郭（proximal nail fold）

Abstract　爪にまつわる疾患を診断するためには，爪の解剖学に関する十分な知識に加えて臨床医である皮膚科医と病理診断医との間で密接な情報のやりとりをすること，すなわち臨床-病理相関が必要である．ここでは爪の解剖学的特徴をわかりやすく解説するとともに，実際の爪の生検標本を例示して代表的な炎症性疾患と色素細胞性腫瘍，さらに珍しい良性腫瘍の組織学的所見の捉え方について述べる．

はじめに

　爪は毛髪と並んで，皮膚の一部でありながら特別に発達した器官であり，日常生活において重要な役割を果たしている．外傷からの保護や指尖部の細やかな触覚のための反発的な圧力，痒みに対する掻破行動，さらには攻撃や防御のための手段として使用されるだけでなく，審美的な観点も忘れてはならない．このように多くの機能を有する爪という器官には多岐にわたる特有の疾患群がある．それらを診断するために生検を実施するうえでは，臨床医と病理診断医との密接な連携が重要である．

　爪の生検については前稿の「生検術」（p.21）にあるように紡錘形切除かパンチ切除で採取される．フォルマリンに固定されて提出された生検検体は通常，病理診断医によって標本が爪の長軸に平行になるように切り出される．パラフィン包埋されたブロックを薄切する際には爪甲の硬い角質を上手く切るために，事前に爪甲を軟化させる工夫をしなくてはならない．そうして作成された組織標本を用いて診断するにはまず爪という器官の正常組織について理解することが重要である．

爪器官（nail apparatus）の正常組織学

　爪の肉眼解剖については既にI．総論の「爪の局所解剖」（p.1）で解説されているので，そちらをご覧いただいたうえで再度おさらいとして爪器官の正常解剖のシェーマ（**図1**）で確認してほしい．**図2**は指趾末端の矢状断である．実際の爪甲部分切除で得られたH&E染色標本のルーペ像をシェーマの上に付記した．爪器官を構成するパーツは次の通りである．

　① **爪板（nail plate）**：爪甲のこと．爪甲は半硬質（セミハード）の角質の板でできており，縦軸も横軸も凸面になっている．

　② **爪郭（nail fold）**：爪甲を取り囲んでいる皮膚を指す．近位側を近位爪郭（proximal nail fold），または後爪郭（posterior nail fold）と呼び，両側部分は側爪郭（lateral nail fold）と呼ばれる．

　③ **爪母（nail matrix）と爪床（nail bed）**：爪母は爪甲を生み出す爪甲下の領域であり，大部分が後爪郭に被われている．爪母の遠位部が爪半月の部分となる．爪母の上皮は正常では顆粒層がないが病的な状態になると顆粒層が出現する．爪床は爪

---

* Keiko MIURA，〒113-8519　東京都文京区湯島1-5-45　東京医科歯科大学病院病理部・病理診断科，特任助教

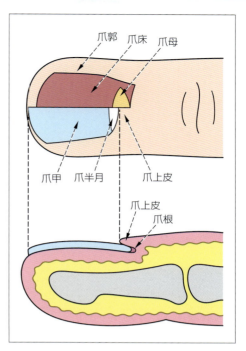

図 1.
爪器官の肉眼解剖シェーマ

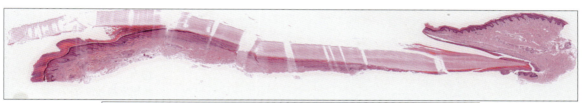

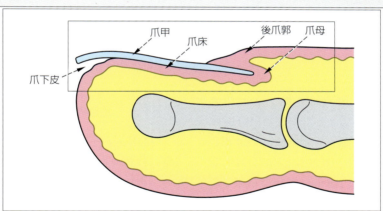

図 2. 爪の矢状断
シェーマと実際の組織標本

甲の下面に位置し爪半月から爪下皮までの軟部組織を指す．爪甲は遠位領域へ向かって成長する際，爪床に密着して滑るような様式を示す．

④ **爪上皮**(cuticle(eponychium))：甘皮（あまかわ）のこと．後爪郭と爪甲の間を埋めている角質層である．

⑤ **爪下皮**(hyponychium)：爪床の遠位端から指趾皮膚に連なる上皮で，顆粒層を有する．

⑥ **爪半月**(lunula)：爪甲の近位にある白色調の半月部分．

⑦ **爪根**(nail root)：後爪郭に覆われた外側より見えない爪甲の近位部．

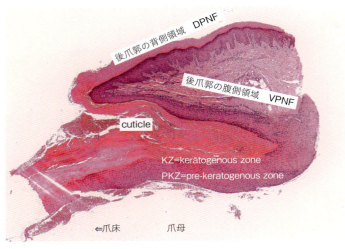

図 3.
爪母付近の組織

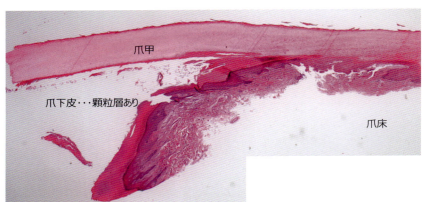

図 4.
爪甲先端部付近の組織

　実際に採取された爪の生検組織像についてみてみたのが，爪母付近の**図3**と爪甲先端部付近の**図4**である．後爪郭の背側を背側領域（dorsal portion of proximal nail fold：DPNF）と呼び，対する腹側は腹側領域（ventral portion of proximal nail fold：VPNF）と呼ばれる（**図3**）．これらの下方に挟まるように存在するのが爪上皮（cuticle）である．**図3**は炎症性疾患の消褪期に採取されたために爪上皮と爪厚が通常よりも過形成性となっていることに注意してほしい．

　図3に示したように爪甲は角化細胞の死骸であるいわゆる爪甲細胞（onychicytes）がシート上に結合したもので，主に近側爪母（proximal matrix）を構成する2つの層，前角化ゾーン（pre-keratogenous zone：PKZ）と角化ゾーン（keratogenous zone：KZ）によってかたち作られる．

爪部の病変・疾患について

　"McKee's Pathology of the Skin"第5版の第23章には様々な爪の疾患群が細かく列挙されている．それらの疾患のグループ分けを**表1**にまとめた．多岐にわたるが，ぜひ頭の中で整理して実臨床で応用していただければと考える．

　これらの中から，代表的疾患として扁平苔癬，メラノーマを例示する．さらに珍しい爪の腫瘍で，WHOの皮膚腫瘍の分類，第5版に初めて掲載された5疾患（**表1**に太字で示した）の中の爪甲細胞性マトリコーマ（onychocytic matricoma）の臨床像と組織像も例示する（3疾患を**表1**に黄色マーカーで表示した）．

表 1. 爪器官の疾患

爪の感染症		爪真菌症	Onychomycosis
		爪囲疣贅	Periungual wart
爪の炎症性疾患		乾癬	Psoriasis
		扁平苔癬	Lichen planus
		トラキオニキア	Trachyonychia
		線状苔癬	Lichen striatus
		ダリエ・ホワイト病	Darier–White disease
		尋常性天疱瘡	Pemphigus vulgaris
爪器官の色素性病変		褐色爪甲縦裂症	Longitudinal melanonychia
		メラノサイトの活性化	Melanocytic activation
		黒子/母斑	Lentigo and nevus
		青色母斑	Blue nevus
		メラノーマ	Melanoma
爪器官の非色素性腫瘍	上皮性腫瘍	爪下表皮様囊胞	Subungual epidermoid cyst
		爪甲乳頭腫(オニコパピローマ)	**Onychopapilloma**
	爪母爪床角皮症	爪甲細胞性マトリコーマ	**Onychocytic matricoma**
		爪甲下ケラトアカントーマ	**Subungual keratoacanthoma**
		基底細胞癌	Basal cell carcinoma
		爪扁平上皮癌・類表皮癌	Squamous or epidermoid carcinoma
	線維上皮性腫瘍	爪甲細胞腫(オニコマトリコーマ)	**Onychomatricoma**
		爪線維角化腫/線維腫	**Ungual fibrokeratoma** and fibroma
	軟部腫瘍・骨腫瘍	表在性末端線維粘液腫	Superficial acral fibromyxoma
		粘液腫様偽囊胞	Myxoid pseudocyst
		化膿性肉芽腫	Lobular capillary hemangioma
		グロムス腫瘍	Glomus tumor
		爪甲下外骨腫	Subungual exostosis

爪部の代表的疾患その1
扁平苔癬

　扁平苔癬は皮膚と粘膜を侵す疾患であり，それらの10%に爪病変があるという．典型的な組織像として，過角化や顆粒層肥厚と真皮表皮境界部の空胞変性，帯状かつ稠密な炎症細胞浸である．**図5**は爪の扁平苔癬の実際のパンチ生検ルーペ像と拡大像である．後爪郭の腹側領域にピンポイントながら苔癬様反応を生じていた．

爪部の代表的疾患その2
メラノーマ

　爪に生じるメラノーマは爪下メラノーマ(sub-ungual melanoma)，または爪器官メラノーマ(nail apparatus melanoma)と記載されるが前者のほうが汎用されるようである．これらは最新のWHO皮膚腫瘍分類のテキストにメラノーマ新分類の経路V(pathway V)の末端メラノーマ(acral melanoma)に含まれている．爪のメラノーマの初期病変は爪母においてクロマチンの濃染する核を有し，胞体が少なく細長い樹状突起を有するメラノサイトが増殖する像を示す．さらに進行するにつれてパジェット細胞様に拡がり，核異型度を増していき核分裂像が増えていく．さらにリンパ球浸潤が進んで爪下皮の間質や爪床に浸潤する(**図6**)．

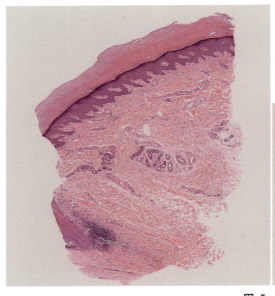
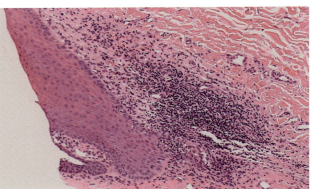

図 5. 爪の扁平苔癬 a|b
a：爪母付近のルーペ像
b：爪母付近の強拡大像

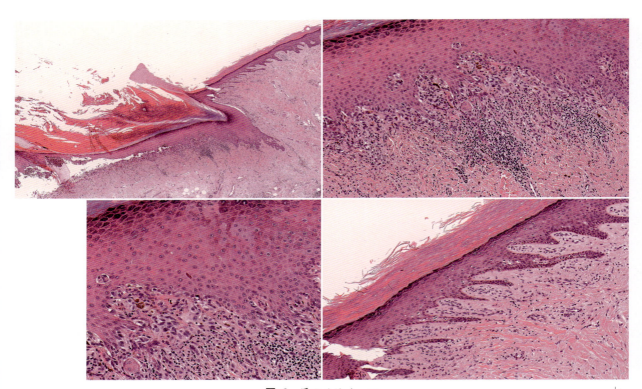

図 6. 爪のメラノーマ a|b / c|d
a：爪母付近の弱拡大
b：爪母付近の組織
c：遠位爪母付近の組織
d：背側後爪郭付近の組織

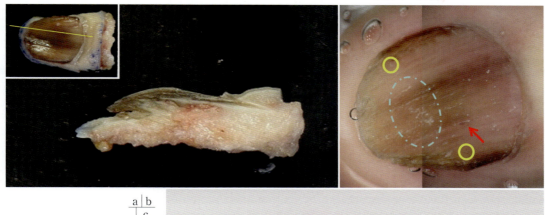
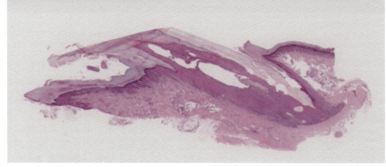

図 7. 爪甲細胞性マトリコーマ
 a：長軸方向の最大割面
 b：ダーモスコピー像
 c：長軸方向の最大割面. 組織標本のルーペ像

（大阪市立総合医療センター皮膚科 楠谷 尚先生のご厚意による）

爪部の代表的疾患その3
爪甲細胞性マトリコーマ

爪甲細胞性腫瘍の1つである良性腫瘍の爪甲細胞性マトリコーマは臨床的に厚爪黒色症（pachymelanonychia）を呈するが, 低色素性病変のこともあり, この場合は厚爪黄色症（pachyxanthonychia）といって褐色調を呈する. いずれも爪甲が肥厚するとともに縦方向に幅のある線条を生ずる. 図7は大阪市立総合医療センター皮膚科 楠谷 尚先生のご厚意により, 掲載させていただいた.

おわりに

本稿が爪器官に生じる多彩な病変を診断するうえで必要な基礎知識となる正常組織学をご理解いただく一助となれば幸いである.

引用文献

1) Calonje JE, et al：Chapter 23, Diseases of the nails, McKee's Pathology of the Skin. *Elsevier*, (5th Edition). 2019.
2) 田村敦志：新・皮膚科セミナリウム 爪疾患の病態と治療, 1. 爪疾患の病理組織の見方. 日皮会誌, **130**：2193-2198, 2020.
3) 齋藤昌孝：新・皮膚科セミナリウム 爪疾患の病態と治療, 2. 爪乾癬と爪扁平苔癬の診断と治療のコツ. 日皮会誌, **130**：2199-2208, 2020.
4) Shin HT, et al：Histopathological analysis of the progression pattern of subungual melanoma：late tendency of dermal invasion in the nail matrix area. *Mod Pathol*, **27**：1461-1467, 2014.
5) Kusutani N, et al：Onychocytic matricoma as an underrecognized benign mimicker of subungual malignant melanoma and Bowen's disease. *J Dermatol*, **44**：e73-e74, 2017.

◆特集/まるわかり!爪疾患

Ⅱ. 検 査
ビギナーズサマリー
ダーモスコピーによる爪の腫瘍性病変の鑑別

外川八英*

Key words:ダーモスコピー(dermoscopy),爪(nail),不規則線条帯(irregular bands),顕微鏡的ハッチンソン徴候(micro-Hutchinson's sign)

Abstract 爪の色素性病変はまずその色調を判断する.病変は爪甲内に帯状にみられる色素線条として存在することが多く,灰色調ベースであれば,単純黒子や二次的な要因,褐色・黒色であればメラノサイト病変である場合が多い.色素細胞母斑であれば規則的な細線条,線条帯を示し,メラノーマであれば不規則細線条を伴う不規則線条帯として観察され,爪上皮の顕微鏡的ハッチンソン徴候含め爪周囲の色素沈着にも注意する.その他稀な褐色〜黒色調の色素線条として,脂漏性角化症やボーエン病が挙げられる.爪の他の色調の斑状病変として,赤黒い色調であれば爪下出血,緑色調であれば緑色爪の可能性を念頭に置く.

はじめに

爪の腫瘍性病変をダーモスコープで観察する場合,詳細に検討するうえで画像の撮影は欠かせない.エコーゼリーをたっぷりのせて偏光モードで爪甲およびその周囲の皮膚も撮影する.本稿では爪部のメラノサイト病変を中心に爪部に生じる皮膚腫瘍のダーモスコピー所見につき解説する.

爪部の単純黒子・二次的な色素増強

爪に色素線条がみられる場合,灰色調を帯びる単調な色素線条(図1)であれば,単純黒子(図2)や種々の要因(薬剤,民族的要素など)による二次的な色素増強である[1].

爪部の色素細胞母斑とメラノーマ

褐色ないし黒色の色素線条であれば,色素細胞母斑やメラノーマである可能性が高く(図1),通常母斑細胞ないしはメラノサイトの増殖がある[1].色素細胞母斑では色調の濃淡が少ない褐色の規則的線条帯(regular bands)がみられることが多く,通常内部に細線条の太さや色調が割合均一な規則細線条(longitudinal regular lines)を伴う.メラノーマでは高頻度で色調に濃淡があり不均一な不規則線条帯(irregular bands)がみられる(図3).その内部には色調や太さが不均一な不規則細線条(longitudinal irregular lines)を伴う(図4).ときに黒一色の色素線条を示す場合がある.またしばしば爪甲の粗造化や破壊を伴うこともある.爪周囲の皮膚の色素沈着であるハッチンソン徴候(Hutchinson's sign)やダーモスコピーでやっと見えるような爪上皮の色素沈着は顕微鏡的ハッチンソン徴候(micro-Hutchinson's sign)と呼ばれ,

---

* Yaei TOGAWA,〒260-8670 千葉市中央区亥鼻1-8-1 千葉大学医学部附属病院皮膚科,講師

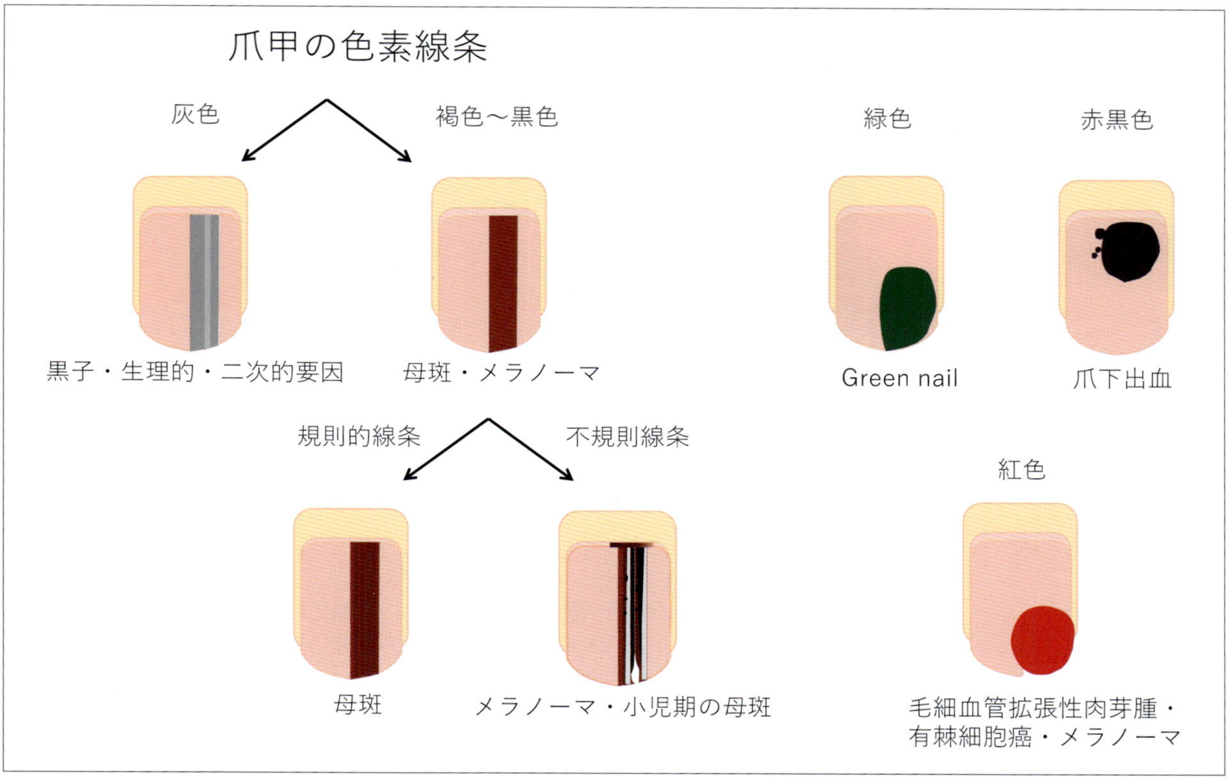

図1. 爪甲の色素線条と色調による鑑別

色素線条が単調な灰色調の場合，黒子ないし様々な要因による色素増強のみでメラノサイトの増殖を伴わない．褐色〜黒色を主体とする病変であった場合は，母斑細胞やメラノサイトの増殖がある．メラノーマであれば不均一な色調，幅の細線条からなる不規則な線条帯を形成し，爪の破壊を伴うことも少なくない．その他，爪下に存在する無構造領域として，緑色なら緑色爪，赤黒色なら爪下出血，紅色の肉芽腫様病変では毛細血管拡張性肉芽腫・有棘細胞癌・メラノーマが鑑別となる．悪性病変であれば爪甲の破壊を伴うことがしばしばである．

（文献1より引用，一部改変し作図）

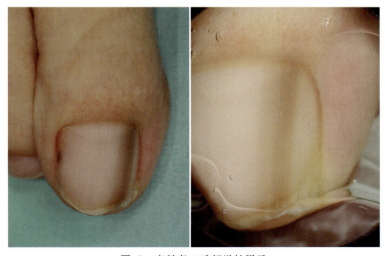

図2. 高齢者の爪部単純黒子
a：臨床像．淡い灰褐色の爪甲色素線条
b：ダーモスコピー像．規則的で淡い灰〜褐色の線条帯．内部に少数だが規則的な細線条がみられる．

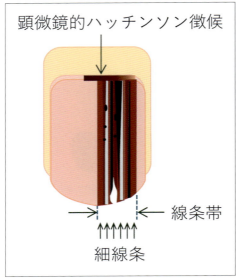

図 3. 爪部メラノーマの診断基準
思春期以降に出現した爪甲色素線条が本診断基準の適応となる．
（文献 2 より引用，一部改変し作図）

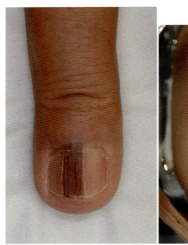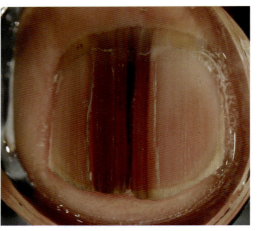

a｜b

図 4. 爪部メラノーマ（*in-situ*）
a：臨床像．褐色で濃淡のある爪甲色素線条．爪甲の粗造化を伴う．
b：ダーモスコピー像．不規則細線条・線条帯がみられ，爪甲は先端部などで軽度には破壊像がみられる．

メラノーマの重要なサインの 1 つである（図 5）[2]．

一方，10 歳ごろまでに生じた小児の色素細胞母斑ではメラノーマを疑うよう所見を示すことがしばしばみられる点に注意が必要である（図 6）．色素線条に色調の濃淡が目立ち，爪甲の粗造化や破壊，ハッチンソン徴候（顕微鏡的含む）を伴うことも多いが，基本的に経過観察でよい．小児の爪部メラノーマは極めて稀であり，一般の診療においてまず出会うことはない．

また，爪部のボーエン病は側縁側に多く，爪の角質増生や粗造化を伴いやすいが，ときにメラノーマ同様の不規則線条帯がみられるため注意を要する．

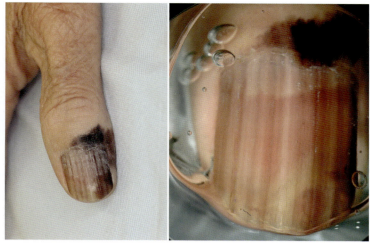

a│b

図 5. 爪部メラノーマ
a：臨床像．爪甲全域に及ぶ褐色～黒色の色素線条．後爪郭～側爪郭部にしみだし状の色素沈着（ハッチンソン徴候）を伴う．
b：ダーモスコピー像．不規則線条・線条帯がみられ，後・側爪郭部のハッチンソン徴候に加え爪上皮にも顕微鏡的ハッチンソン徴候を伴う．

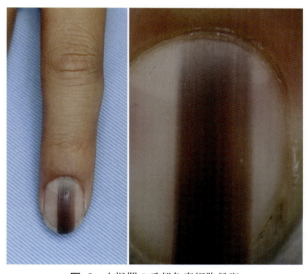

a│b

図 6. 小児期の爪部色素細胞母斑
a：臨床像．濃褐色で幅広の爪甲色素線条
b：ダーモスコピー像．微小ハッチンソン徴候はみられないが，幅が太くやや濃淡のある色素線条帯と内部に白，褐色～濃褐色，一部青灰色調を呈し，指尖と爪母側で太さにばらつきのある不規則色素細線条がみられる．

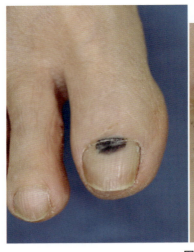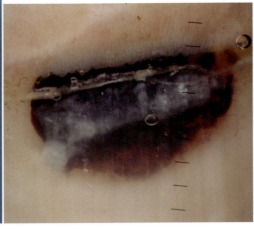

図 7. 爪下出血
a：臨床像. 爪半月部の半円状の黒色斑
b：ダーモスコピー像. やや赤みがかった黒色が特徴の赤青色〜赤黒色調均一領域がみられる.

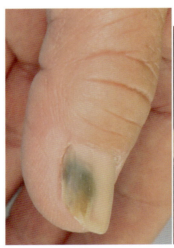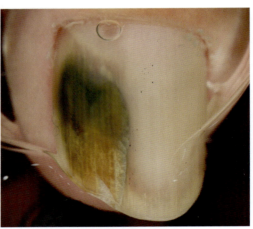

図 8. 緑色爪
a：臨床像. 爪甲の内側側の黄緑色斑. 爪甲の表層がやや剝離気味である.
b：ダーモスコピー像. 濃淡はあるが, 緑色の無構造領域がみられる. 爪甲遠位部でやや爪甲下面が粗造化している.

爪下出血

突然爪が黒くなった, というエピソードが特徴的である. ダーモスコピーでは赤青色〜赤黒色調均一領域(red-bluish to reddish-black homogeneous areas)がみられ(図1), 黒色領域内に多少の赤さを混じる点が重要である(図7). その他, 多発する赤青色ないし赤黒色小球やsplinter hemorrhage(断片的出血)が, 単独あるいは複合してみられることがある[3]. なお爪下出血は爪部メラノーマの23％に伴うという報告もあり[4], 爪下出血がみられた場合に前述のメラノーマの所見の有無をチェックする.

緑色爪(green nail)

緑膿菌感染によって生じる無痛性の慢性爪囲炎であり, 産生されたピオシアニン色素を反映し, 爪下の黄緑色の無構造領域として観察される[5](図8). 色調は状況により緑褐色, 黒褐色調と様々であり, 稀に爪甲遠位〜側縁の爪融解を伴う(図8).

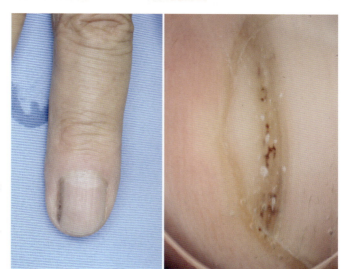

図 9.
爪部の脂漏性角化症
　a：臨床像．褐色の色素線条．同部は爪甲表面がやや粗造化している．
　b：ダーモスコピー像．淡い褐色の線条帯，細線条がみられ，稗粒腫様嚢腫，splinter hemorrhage（断片的出血）を伴う．

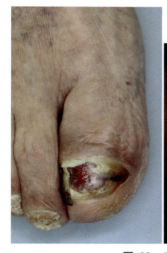
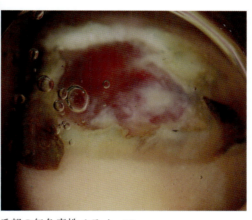

図 10．爪部の無色素性メラノーマ
　a：臨床像．爪破壊と下床に紅色結節がみられる．
　b：ダーモスコピー像．濃淡さがややある紅色無構造領域がみられ，周囲に紅色小点・小球を伴う．浸軟した白色無構造領域もみられる．

爪部の脂漏性角化症

　淡褐色～濃褐色の色素線条であれば生毛部で生じる脂漏性角化症と同様の稗粒腫様嚢腫（milia-like cysts）がみられるほか，splinter hemorrhage（断片的出血）のような爪病変のみに生じる所見もみられる（図9）．

爪部の無色素性メラノーマ

　爪甲のダーモスコピーでは（図1），無色素性メラノーマの結節（図10）と毛細血管拡張性肉芽腫（図11）や有棘細胞癌など，爪床に潰瘍を生じ得るほかの良性または悪性疾患を鑑別することはできない．顕微鏡的ハッチンソン徴候のような爪周囲組織にみられる色素沈着の残存のみがメラノーマを疑い得る唯一のダーモスコピー所見である[2]．

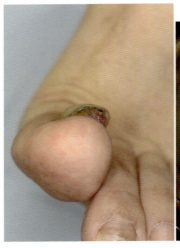
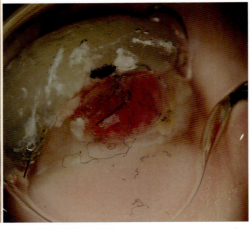

図 11. 毛細血管拡張性肉芽腫　　　　　　　　　　a｜b
　a：臨床像．剥離気味の爪甲下面に紅色小結節あり
　b：ダーモスコピー像．鮮紅色の紅色無構造領域は周囲に白色襟を
　　伴う．表面には靴下の繊維が付着

さいごに

　爪の爪甲色素線条の鑑別では，思春期以降に生じた褐色～黒色調を基調する病変であれば常にメラノーマとの鑑別を要する．また爪下の紅色結節がみられた場合，色素小点や周囲に色素斑を認めず，特徴がない病変であっても無色素性メラノーマを除外できないことを念頭に置くことが大切である．

文　献

1) Brown RP, et al：Nils. Atlas of Dermoscopy 2nd ed. CRC Press, pp. 268-275, 2012.
2) Longo C, et al：Dermoscopy of melanoma according to different body sites head and neck trunk. limbs, nail, mucosal and acral. *Acad Dermatol Venereol*, **37**：1718-1730, 2023.
3) Ronger S, et al：Dermoscopic examination of nail pigmentation. *Arch Dermatol*, **138**：1327-1333, 2002.
4) Phan A, et al：Dermoscopic features of acral lentiginous melanoma in a large series of 110 cases in a white population. *Br J Dermatol*, **162**：765-771, 2009.
5) Starace M, et al：Pseudomonas aeruginosa. Dermoscopy in general medicine. CRC Press, pp. 247-248, 2019.
6) Kamed E, Togawa Y, et al：Ungual seborrheic keratosis with longitudinal melanonychia：A case report. *J Dermatol*, **49**：7775-7778, 2022.

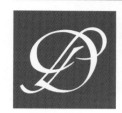

◆特集/まるわかり！爪疾患
Ⅱ．検　査
Topics!
爪変形と末節骨 X 線検査の関連性

塩之谷　香*

Key words：巻き爪（pincer nail），鉤彎爪（onychogryphosis），末節骨（digital phalanges）

Abstract　爪は手指・足趾の末節骨の背側に存在し，指（趾）腹からかかる圧力を受け止め，末節骨に正常に伝える役割を持つ．爪と末節骨の形態はお互いに深い関係があり，末節骨の形態が爪に影響を与えること，逆に爪の形態が末節骨に影響を与えることがある．前者は先天的な，後者は後天的な要因が大きい．前者は幼少時に爪の形態異常に気づきながら原因不明とされていたり，「成長すれば治るでしょう」と医療機関で言われていたりすることが多い．後者で最もよくみられるのは爪甲鉤彎症（鉤彎爪）であり，爪の脱落や医師による抜爪，爪下血腫などが原因で爪が末節骨背側を押さえられなくなると，末節骨遠位が背側に変形してくることがある．すると爪の先端が末梢まで伸びてこられなくなって成長が止まるが，爪母では爪甲が作られ続けるため厚い爪となってくる．末節骨の切除形成術を行うことにより爪形態の正常化を図ることが可能である．

はじめに

爪は，手指や足趾の底面から加わる圧力を末節骨に伝える重要な役割を持つ．爪の形状に異常があるとピンチ力が低下して物がうまくつまめなかったり，踏ん張ることができずに転倒しやすくなったりする[1]．爪周囲に疼痛があるだけで同様なことが起きてくる．爪と末節骨は密接な関係があり，互いに影響し合っている．

末節骨の形状が爪の形状に影響する場合

先天的に末節骨が欠損している場合は爪母もないため，爪が生えてこない．

末節骨が短い場合，指（趾）先端までまっすぐ伸びられず，爪がおじぎ（掌・底屈）する形を取る．これを先天性爪甲前方彎曲症という．

＜症例 1（図 1）＞23 歳，男性
左 3 趾の爪が短く切りにくいという訴えで来院した．爪は趾尖で底屈しており，皮膚に食い込んでいた．単純 X 線側面像で末節骨の短縮を認め，先天的なものと考えられた．

＜症例 2（図 2）＞2 歳，女児
両 2 趾の爪を切りにくいという訴えで来院した．両 2 趾の末節骨が他趾に比べて短く，同様に先天的な末節骨形成不全症による爪甲前方彎曲症と考えられた．小児の場合はまだ趾骨の発達が十分でなく，骨端線なども存在するため慣れないと読影が難しい．このような訴えの場合は対象の足趾と，ほかの足趾の大きさを慎重に比較することが必要である．

＜症例 3（図 3）＞58 歳，女性
右中指の爪を切りにくいという訴えで来院した．外傷歴はなく，子どもの頃から爪の先端が掌屈してくるという．末節骨が短く指の先端までないため爪床の長さが十分でなく，爪がまっすぐに伸びられないものと思われた．

末節骨の変形があれば，爪床が変形するため爪も変形して生えてくることになる．

---

* Kaori SHIONOYA, 〒441-8134 豊橋市植田町字関取 54　塩之谷整形外科，院長

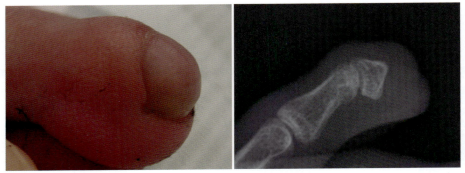

図 1. 症例1：23歳，男性
左3趾の爪が短いという訴えで来院．末節骨の短縮がみられる．

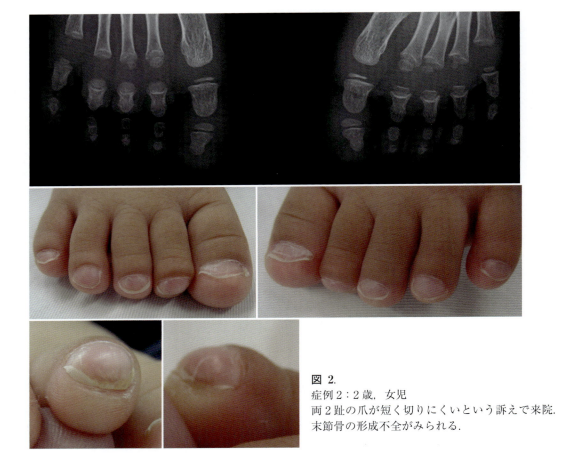

図 2.
症例2：2歳，女児
両2趾の爪が短く切りにくいという訴えで来院．
末節骨の形成不全がみられる．

＜症例4（図4）＞38歳，男性
　子どもの頃からの左示指爪が巻いて変形して生えてきていると受診．外傷の既往はなく，原因を知りたいと当院を受診した．単純X線で左示指末節骨のみの変形を認め，爪の変形はこれによるものと考えられた．末節骨の背側の骨棘を切除することにより変形が改善する可能性もあると伝えたが希望しなかった．

　第5趾の爪が小さいと訴える中高年女性の患者は多いが，X線写真を撮影してみると5趾の末節骨先端の幅が狭いことが多い．もともと爪の幅が狭いことに加えて，靴などによる圧迫で小さくなってしまうものと考えられる．逆に5趾の爪が

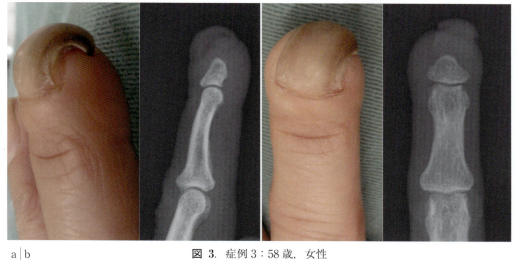

a|b 図3．症例3：58歳，女性
右中指の爪を切りにくいという訴えで来院．末節骨の形成不全がみられる．
a：側面像
b：正面像

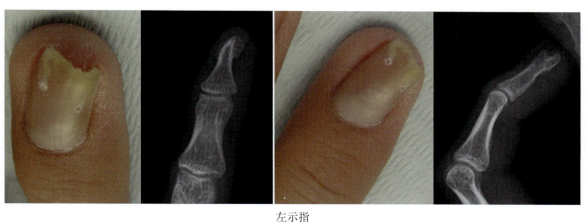

左示指

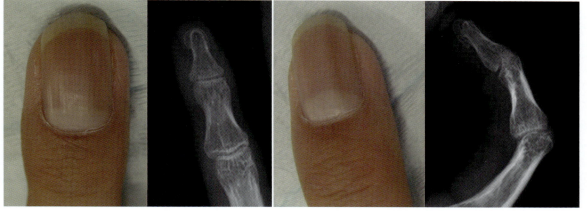

右示指

図4．症例4：38歳，男性
左示指の爪変形を主訴に来院(穴が開いているのはワイヤーを通すため)．

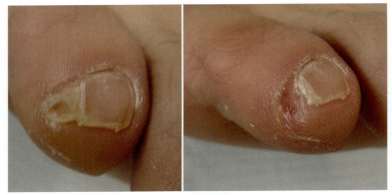

図 5. 57歳，女性
5趾の爪が2枚に分かれて生えてくると受診．これは爪でなく鶏眼である．
削ることによって正常な皮膚となる．

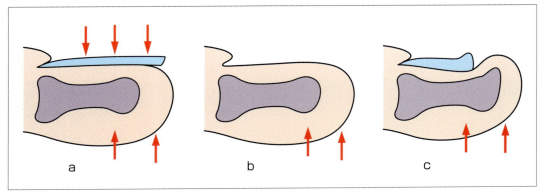

図 6. 爪甲鉤彎症の起きる理由
a：正常　　b：爪甲がない状態　　c：趾先端が隆起

（文献4を参考に筆者作成）

2枚生えてくると訴える患者もいるが，これは靴による圧迫で生じた鶏眼である．削れば正常な皮膚となる．靴の指導が重要である[2]（図5）．

爪の形状が末節骨の形状に影響する場合

最も多いのが爪甲鉤彎症（鉤彎爪）である．鉤彎爪は外傷による爪の剝脱，医師による抜爪などを契機として起きることがある[3]．爪がないと，先端の軟部組織が隆起してくる（図6）．すると先端まで爪が伸びられず，途中で止まってしまい徐々に爪が厚く層状に重なるようになる．爪が剝がれた場合はまた生えてくるだろうと安易に考えず，新しい爪が完全に生えてくるまでの約1年間は趾尖に強い力が加わることを避けるべきである[3]．また，テーピングなどで爪より遠位の皮膚を引っぱって押さえ，爪の成長を妨げないようにと指導する必要がある．爪が正常に伸びるまで期間を要すると末節骨が隆起して背屈変形を起こしてくることがある．前方からの靴などによる慢性的な圧迫や爪下血腫などが原因の，爪の不完全な剝脱が原因となることもある[4]．この場合，爪が趾尖に残存しているので新しく生えてくる爪の性状がわからず，治療が遅れることになる．

進行すると爪は厚く層状になり爪床から浮いて醜状を呈するようになるが，これを正常な爪にすることは非常に困難である．一旦抜爪すると次に生えてくる爪は，伸び始めは正常な性状を有することが多いが，末節骨の隆起があると再度途中で止まってしまう．末節骨の隆起があるかどうかは足趾の先端に触れたときに硬いかどうかである程

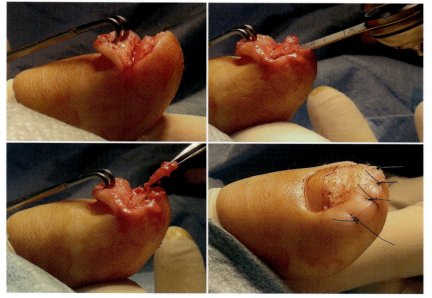

図 7. 末節骨切除術 術式
a：末節骨遠位を展開　　b：末節骨をボーンソウで骨切り
c：骨片を除去　　　　　d：縫合する

度判断できる．趾尖がつやつやと光っているとほぼ末節骨の隆起がある．これを平坦化するには母趾先端を fishmouth 状に切開し，末節骨の隆起を切除して平坦化する（図7）．

＜症例 5（図 8）＞26 歳，女性

5年前山登りをして下山中に両母趾が爪下血腫となった．右のみうまく生え変わらず，肥厚した爪を皮膚科にて爪白癬と診断されて治療を受けていたが治らないため当院を受診した．希望にて末節骨形成術を行い，爪は正常な形態となった．高齢者ではそこまでの治療を希望する患者は少なく，爪切りや肥厚した部分の爪を薄く削ることで対処することが多い[4]．

考　察

X線画像で爪の形態と指（趾）骨との位置関係を診断する場合，末節骨の正確な側面像が診断に重要である．少しでも斜めになると末節骨の形態が影響しているかどうかの判断が困難となる．特に足趾は，側面像で手指に比べ重なりやすく，正確な画像を得るためにはポジショニングが重要となってくる．

一般的に乳幼児では末節骨がまだ未熟で短いため，爪が先端で皮膚に沿って底屈してくることがあるが，骨の成長とともに末梢まで成長してくるようになることが多い．末節骨形成不全症による先天性爪甲前方彎曲症の場合は末節骨の骨延長術や骨形成術を行うことは困難で，爪切りの指導のみを行うことになる．先天的に骨の形成が不十分であるということを患者に伝える際には慎重な配慮が必要で，安易に「奇形」などの言葉を使うことは差し控えるべきである．

巻き爪の発症は足趾の底面から爪の両端に適切な圧がかからないことが主な原因となる[2]（図9）．外傷や深爪などによる疼痛がある場合，合わない靴，免荷（歩かない・寝たきり）状態など，いずれも足趾背側に存在する爪への圧がかからず，爪が巻く原因となる．一般に巻き爪の予防には「爪を伸ばすこと」と信じられており，医療機関でもそのように指導され，必要以上に爪を伸ばしている患者が散見される．しかし指趾末端より伸びた爪は底側からの圧がかからないため曲率を増してくる．指（趾）尖の長さに合わせた爪切りの指導が必要である．

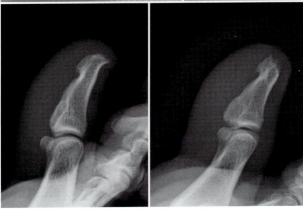

図 8.
症例 5：26 歳，女性
鉤彎爪に対して抜爪後末節骨形成術を施行した．
　a：術前
　b：術後 2 週
　c：術後 3 か月
　d：術後 2 年
　e：術前（X 線）
　f：術後（X 線）

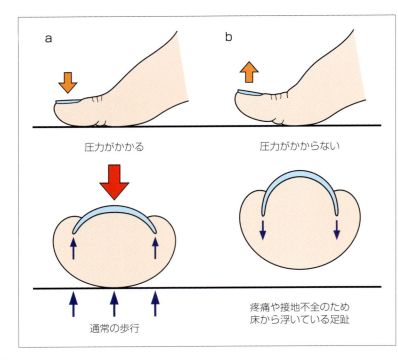

図 9.
巻爪発症のメカニズム
　a：足趾を使って歩行ができる通常の状態では，爪に圧力がかかるので爪が平らに保たれる．
　b：疼痛などにより通常の歩行ができない場合は，母趾に荷重ができず，爪に圧力がかからないため，爪本来の巻く性質が発現して曲率が増す．

（文献 2 より引用）

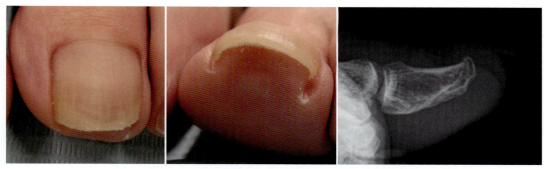

63歳，女性．末節骨の骨棘を有するが，爪についての愁訴はない．

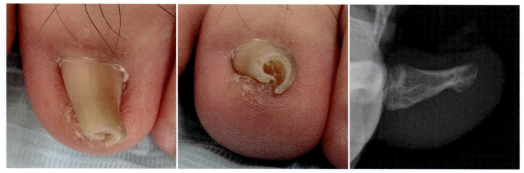

26歳，男性．程度の強い巻き爪であるが，末節骨は平坦である．

図10．爪の曲率と末節骨の骨棘は必ずしも関連しない．

　末節骨の背側への隆起が巻き爪の原因になるという説[5]があるが，筆者はそうは考えていない．多くの巻き爪患者を診察しているが，末節骨の骨隆起がなくても巻き爪になるし，また逆に末節骨の隆起があっても爪の曲率が正常な患者も多くいる．巻き爪が進行した場合，先端から見ると円を描くほどの形態になるが，巻いた爪の両端は末節骨のはるか背側に位置する(**図10**)．末節骨の先端の骨棘があったとしてもそれが後天的に発生する理由は不明であり，百歩譲って巻き爪の発症の一因となったとしても，主因となっているとは言い難い．骨棘を切除し爪床を平坦化したとしても，趾尖に圧のかからない状況が続けばまた曲率を増すことは容易に予測される．爪甲の曲率を改善する治療を行うことが望ましいと考える．

まとめ

　末節骨と爪は密接な関係があり，先天的な形成不全は爪の変形を生じることがある．爪の剝離や抜爪は鉤彎爪を生じる原因となるためテーピングなどの指導が重要である．後天的に末節骨の変形を起こすと治療が困難になり，形成術を行う必要が生じる場合がある．正確なX線撮影と読影が重要となる．

文　献

1) 山下和彦ほか：高齢者の足部・足爪異常による転倒への影響．電学論C，**124**(10)：2057-2063，2004．
2) 塩之谷　香：【靴と足の障害】履物(主に靴)による爪障害．関節外科，**3**(1)：26-36，2012．
3) 日本皮膚科学会ホームページ：皮膚科Q＆A 爪の病気Q12．爪甲鉤彎症．https://www.dermatol.or.jp/qa/qa38/q12.html
4) 東　禹彦：知っておきたい爪の知識と病気．金原出版，pp. 59-65，2022．
5) 黒川正人ほか：われわれの行っている巻き爪治療—双茎爪床骨膜弁法—．創傷，**3**(4)：167-173，2012．

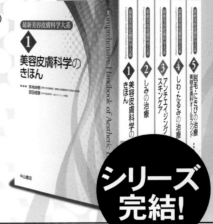

今こそ美容皮膚科診療に「サイエンス」を！

最新美容皮膚科学大系

Comprehensive Handbook of Aesthetic Dermatology

〈総編集〉
宮地良樹
（京都大学名誉教授／静岡社会健康医学大学院大学学長）

宮田成章
（みやた形成外科・皮ふクリニック院長）

B5判／函入・上製／オールカラー

特典 全5冊セットご注文されたお客様

受診前に読みたい
美容医療ほんとのホント
専門医のありていトーク
著 宮地良樹／宮田成章
プレゼント

シリーズ完結！

各巻の構成

❶ 美容皮膚科学のきほん
専門編集◎宮地良樹／宮田成章
284頁／定価 27,500円（本体25,000円+税）

❷ しみの治療
専門編集◎河野太郎（東海大学医学部外科学系形成外科学教授）
272頁／定価 27,500円（本体25,000円+税）

❸ アンチエイジングとスキンケア
専門編集◎山田秀和（近畿大学アンチエイジングセンター）
440頁／定価 27,500円（本体25,000円+税）

❹ しわ・たるみの治療
専門編集◎中野俊二（中野医院院長／久留米大学医学部皮膚科学教室臨床教授）
320頁／定価 27,500円（本体25,000円+税）

❺ 脱毛・にきびの治療
　　ー美容皮膚科オールラウンド
専門編集◎宮地良樹／宮田成章
376頁／定価 27,500円（本体25,000円+税）

セットでお買い求めいただくとお得！ 13,750円off!

シリーズ全5冊合計	137,500円（本体125,000円+税）	➡	セット価格 123,750円（本体112,500円+税）

※送料サービス

中山書店 〒112-0006 東京都文京区小日向4-2-6　TEL 03-3813-1100　FAX 03-3816-1015
https://www.nakayamashoten.jp/

◆特集/まるわかり！爪疾患

Ⅱ. 検　査
Topics!
外来で POC(Point of Care)として爪を超音波でみる

安部啓介*

Key words：Point-of-Care Ultrasonography(PoCUS)，超音波診断装置(ultrasonic diagnostic equipment)，爪構造(claw structure)，爪甲動的解析(nail plate dynamic analysis)，水侵法(water immersion)

Abstract 外来診療において POC(Point of Care)としての超音波検査を用いた爪の評価方法を解説する．超音波検査は非侵襲的かつリアルタイムな観察が可能であり，爪の状態を評価するための有力なツールである．爪の超音波検査において，探触子の選択と走査方法は重要であり，爪の構造や病変評価をアップデートする．本稿では，爪の運動による動的な変形を超音波で描出し，診断に活用する方法についても触れている．特に，指趾の圧力変形や爪自体の圧力変形の観察は重要であり，これにより病変や機能低下の評価が可能となると考えられている．見えているようで細かくわかりにくい部位・爪の詳細な構造評価とその動的変化を通じて，患者の QOL 向上に寄与することが期待される．ぜひ，気軽に外来で超音波装置を手に取って診療に役立ててほしい．

序　論

外来において，爪の状態を正確に把握することは患者の QOL 向上に直結する．超音波検査は，その非侵襲的でリアルタイムな観察能力から，爪の状態を評価するための有力なツールである．被曝がなく非侵襲的であり，画像診断の第一選択として多くの診療科で利用されている．装置は小型で持ち運びが可能であり，MRI や CT よりも分解能が高く，リアルタイムに観察できるという利点がある．一方で，観察可能な範囲は探触子の大きさによるが 5 cm 程度と狭く，白黒表示でわかりにくいという欠点も存在する．超音波検査は強力な画像ツールとなり得るが，爪周囲には多くの組織が複雑に存在し，局所超音波解剖の知識と技術に習熟することが必要である．本稿の目的は，爪の超音波画像の描出と動的な変形を超音波検査でどのように描出し，診断に活用できるかについて詳述することである[1)2)]．

爪の超音波検査の手法

爪の超音波検査はやや精密な技術を要するが，爪の内部構造を詳細に観察し，病変を特定するための有効な手法である[3)]．リアルタイムで動的な観察が可能であるため，爪の運動に伴う変形を詳細に描出することができる．

1. 探触子の選択

探触子の選択は，爪の細かい構造を描出するために非常に重要である．爪と周囲の関係や後述する変形などを観察するには 10 MHz 程度の一般的なリニア型探触子で十分である．

例えば爪母や表皮や真皮との関係などの詳細な評価が必要な場合は，高周波リニア型探触子(15 MHz 以上)が適しており，高周波数の探触子は，浅い深度で高い解像度を提供し，細部まで詳細に描出することができる[4)]．探触子の選択は，解像度と深度のバランスを取ることが重要である．

---

* Keisuke ABE，〒330-8503 さいたま市大宮区天沼町 1-847　自治医科大学さいたま医療センター救急科，客員研究員/ケーズメディカル，代表

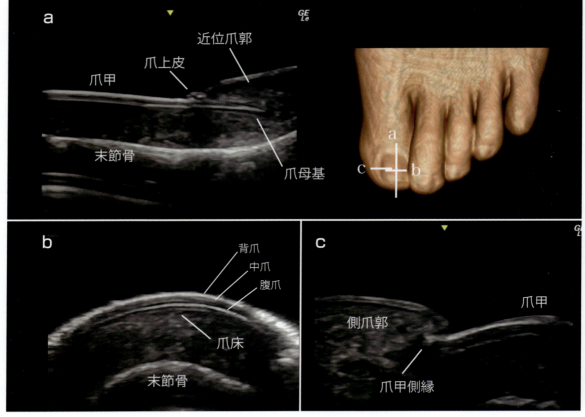

図 1. 正常な爪の構造
縦断面(a)では後爪郭と爪上皮,その下にある爪の発生母地である爪母と横に伸びる爪甲が明瞭にわかる.横断面(b)では爪の層状構造と爪床,末節骨表面が示され,側爪郭に探触子をずらすと(c)爪郭と爪甲側縁の位置関係がよくわかる.

2. 走査方法

爪を観察する際に重要なコツとして,以下のポイントが挙げられる.

(1) **探触子を垂直に当てる**:爪の全層を詳細に描出するために,探触子を爪甲や末節骨表面に対して垂直に当てる.これにより,爪の表面から深部までの構造を正確なオリエンテーションで観察できる.垂直に当たっているかは,対象物(爪や骨表面)の層がしっかりと連続した線状に表現されているかで判断できる.

(2) **微調整**:爪甲,爪床,爪母基を正確に観察するために,探触子の角度を微調整しながらスキャンする.探触子の角度を変えることで,異なる断面を描出し,立体的に爪の構造を理解する[3].

(3) **超音波ゲルの使用**:探触子と爪の間に適量の超音波ゲルを使用し,空気を介在させないようにする.ゲルを多めにのせて爪自体が5〜10 mm程度に見えるように調整する.さらに,手や足全体を洗面器などに入れて水を媒介させることで,リアルタイムに爪の動きを観察する工夫も有効である.

(4) **装置の適切な設定**:装置のフォーカス,TGC (time gain control),ゲイン設定などを適切に調整する.関心領域にしっかりとフォーカスを合わせ,深さ方向の感度や全体の輝度を最適化することで,爪の各層を明瞭に描出し,病変の識別を容易にする[4].

3. 正常な爪の超音波画像

正常な爪の超音波画像は,爪の各層が明瞭に描出され,各層の境界がはっきりと識別できることが特徴である.以下に,正常な爪の超音波画像を示す(図1).

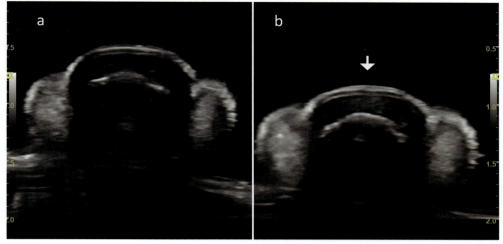

図 2. 着足荷重による爪変形
横断面を示す(a). 着足し爪に荷重がかかると(b)爪甲は平坦に
変形し,その拡がりの力を側爪郭で受けているのがよくわかる.

正常な爪の構造を理解することで,病変や異常の評価が容易になる.

爪の運動による変形の描出

爪の運動は,指趾の動きに伴って変形する.この変形を超音波で評価することで,爪の病変の検出のみならず機能的な考察も可能である.特に,爪の縦方向および横方向の彎曲の曲率変化と,爪母の位置や立ち上がり角度の変化を観察することが重要である.

1. 爪の動的変化観察

爪の動的変化は,指趾の動きなどに伴って変形する[5].この変形を超音波で見ることで,爪の状態や機能的な考察をすることができる.

a) 爪自体への圧力変形

自動的または他動的な爪への曲げ伸ばしに伴う変形を観察する.正常な爪では,均一な変形がみられる一方,病変や機能低下が示唆される場合は不均一な変形が観察されることが多い.例えば,陥入爪などで爪甲の特定の部分が硬直している場合,その部分だけが変形せずに他方だけが曲がることがあるなど,圧迫操作により爪甲と側爪郭との微細な動きを描出できる(図2).爪の縦方向および横方向の彎曲の曲率が変化する様子をリアルタイムで観察することで,病変の間接的所見となり得る.

b) 指趾の圧力変形

ものを把持したり,歩行したりする動作で指趾に軽い負荷がかかると,爪構造全体の相互作用の下で変形する.正常な爪では,均等に圧力が分散されるが,病変や機能低下が示唆される場合は特定の部位に圧力が集中し,不均一な変形や歪みなどが生じる.この際,超音波で爪甲,爪床,爪郭を詳細に観察することで,詳細な異常部位を特定可能とする.さらに,爪母の位置や立ち上がり角度の変化を観察することも重要であり,これにより肥厚爪をきたすような機能的な問題を評価することが可能であると考えられる.

2. 変形の描出

爪の変形を動的に詳細に描出するには,水浸法が有効である.すなわち,指趾を直接水槽などに入れて探触子を水中で扱うほうがわかりやすい(図3).このとき,爪甲と探触子の距離は周波数や焦点距離にもよるが10 mm程度あけるとよい.正常な爪では,爪甲が滑らかに連続して描出されるが,病変示唆される場合は不自然な曲がりやひび割れがみられる.非荷重と荷重時での,爪の縦方向および横方向の彎曲の曲率の変化を連続して観察することで,病変の間接的所見となり得る.

a) 爪床の反応

爪床がどのように爪甲の動きに対応するかを確認する.正常な爪床は柔軟に反応するが,病変や

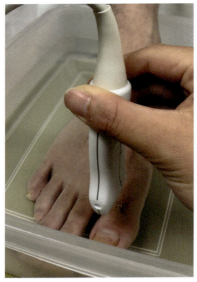

図 3. 水浸法による爪の観察
爪を超音波で見る際，足桶などにぬるま湯を入れてそこに足を入れると適度に距離をあけられ観察しやすくなる．

機能低下が示唆される場合は直接的に腫瘍性病変の描出や疼痛などに一致した低エコー域の炎症性変化がみられる場合が多い．爪床の反応を観察することで，爪甲と爪床の相互作用を評価し，異常を特定することができる．さらに，爪母の位置や立ち上がり角度の変化を観察することで，爪の成長や状態を詳細に評価することが可能である．

b）詳細な構造評価

超音波検査は，爪の構造を詳細に評価するための強力なツールである．静的な画像だけでなく，動的な変化も観察することで，爪の状態をより包括的に評価できる．動的な観察により，爪の運動に伴う微細な変化を詳細に評価し，病変や機能低下を特定することができる．特に，爪の縦方向および横方向の彎曲の曲率変化や，爪母の位置と立ち上がり角度の変化を観察することで，より精密な評価が可能となるのである（図 4）[5]．

病変の評価

爪に関連する病変は，グロムス腫瘍などの腫瘍性病変や乾癬における外傷など多岐にわたり，超音波検査を通じて詳細に評価可能である[6]．詳細は他稿に譲るが，描出される画像の基本的な考え方として組織が密なものは高エコー，血腫のような液状のものは低エコーで描出される[8]．

1．病変描出のコツ

腫瘍性病変は境界周囲とエコーレベルの異なる（多くは低エコー）単結節あるいは多結節性の画像として得られる[7]．炎症性病変は，発赤や疼痛に一致して組織の腫脹や不整像，血管拡張・血流増加に伴うエコーレベルの低下を認める（図5）[8]．病期にもよるが，カラードプラを利用できる装置の場合は積極的に利用し，低エコー域に一致した血流充進像を確認することが望ましい．毛細血管から間質が過剰に貯留した状態である浮腫も炎症などに随伴してよく見かけ，皮下組織の肥厚，高エコー化と構造の不明瞭化などで示される場合が多い．

組織周辺に血腫や膿瘍などの液状物が存在する場合は，ほとんどの場合，無エコーから低エコーに描出され，病変が縮小するに従って高エコー化する．正常構造物との区別が困難な場合があるが，探触子の圧迫で変形や流動性のある内部エコー変化を認めることで鑑別できる．また，どの病態も単独変化として認めることは少なく，複数の変化が同時にみられるため，探触子を滑らすように動かし，注意深くスキャンを行う必要がある．

また，患側1枚の超音波像から病変の存在を断定することは容易ではない．したがって，健側の同一部位と比較することも重要である．アーチファクトである可能性やその存在範囲を知るためにも，複数方向からしっかりと周囲をスキャンして確認しなければならない．

まとめとおわりに

超音波検査は，爪の健康状態を詳細に評価するための強力なツールである[9]〜[11]．特に，爪の運動による変形の描出を行うことで，静的な画像だけでは見逃されがちな異常を特定できる．動的な超音波検査により，リアルタイムで爪の変形を観察し，患者のQOLを向上させるための適切な治療方針を決定することが可能である．超音波検査は

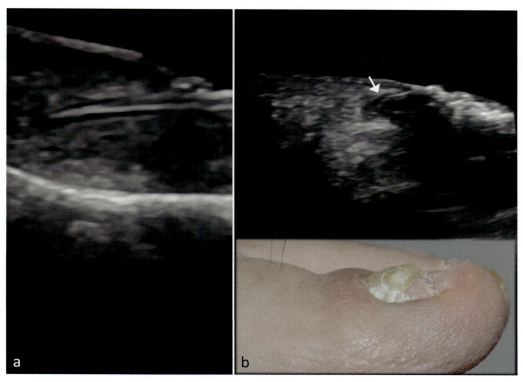

図 4. 肥厚爪
正常(a)と比べ後爪郭遊離縁が短縮し爪母自体が鈍肥厚(矢印)している．爪の発育方向も横方向ではなく上方向にベクトルが向いているのがわかる．

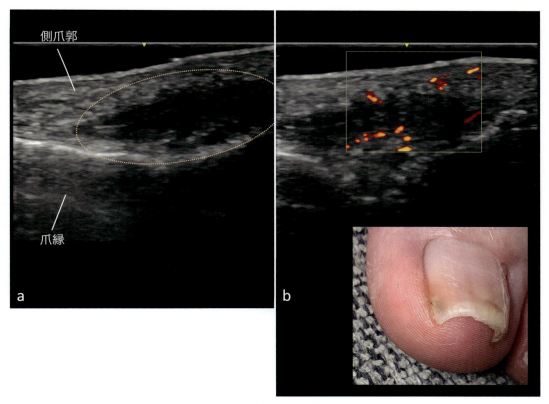

図 5. 陥入爪での爪囲炎
肉眼的にわかりにくい部分でも超音波画像では疼痛に一致して不均一な低エコー帯を認め，その範囲(a；点線内)を知ることができる．さらにドプラ(b)で血管の増生像も明瞭にわかる．

探触子下の解剖と組織学的知識が立体的にイメージできれば，それらがすべて瞬時にみえる．さらに動的な観察を行うことにより，爪の中で何が起きているかが鮮明に映像化される[12)13)]．また，複雑なプロトコルや予約を必要とせず，圧痛などの症状を訴える部位に探触子を当てれば，その状況がその場ですぐに病態把握ができる．これはほかのモダリティーにはない最も優位な点であり，超音波検査活用のあるべき姿である．ぜひ，超音波診断装置を傍らに置き，気軽に探触子を持って活用していただきたい[14)15)]．

文　献

1) Idolazzi S, et al：Ultrasound assessment of nail enthesis and nail unit in psoriasis and psoriatic arthritis：a cross-sectional and longitudinal study. *Arthritis Res Ther*, **21**(1)：229, 2019.
2) Krajewska-Włodarczyk M, et al：Sonographic evaluation of nail and joint pathology in patients with psoriatic arthritis and psoriasis：correlation with clinical features. *Rheumatol Int*, **39**(3)：447-454, 2019.
3) Mondal A, et al：Utility of high-frequency ultrasound in the evaluation of nail and enthesis in psoriatic arthritis：a cross-sectional study. *Clin Rheumatol*, **39**(10)：3097-3103, 2020.
4) Mahmoud F, et al：High-resolution ultrasonography in the evaluation of nail involvement in patients with psoriasis and psoriatic arthritis. *J Eur Acad Dermatol Venereol*, **34**(3)：e120-e122, 2020.
5) Acquitter Y, et al：Nail ultrasonography in the early diagnosis of psoriatic arthritis：a review. *J Rheumatol*, **46**(3)：285-292, 2019.
6) Balint PV, et al：Imaging modalities for diagnosing and monitoring psoriatic arthritis：a systematic review. *Arthritis Care Res*, **73**(2)：209-220, 2021.
7) Aydin SZ, et al：Role of ultrasound in distinguishing psoriatic arthritis from other inflammatory arthropathies：a systematic review. *Rheumatology*, **59**(8)：1889-1901, 2020.
8) Zabotti A, et al：Ultrasound findings in psoriatic arthritis and their correlation with clinical outcomes：a systematic review. *Arthritis Res Ther*, **20**(1)：239, 2018.
9) Gutierrez M, et al：Ultrasonographic features of psoriatic nail disease：a review. *Clin Exp Rheumatol*, **38**(2)：328-333, 2020.
10) Liu K, et al：High-frequency ultrasonography in the assessment of nail and enthesis in psoriatic arthritis：a narrative review. *Ann Rheum Dis*, **80**(1)：36-43, 2021.
11) Meenagh G, et al：Ultrasound examination of nails in psoriatic arthritis and nail psoriasis. *Clin Rheumatol*, **38**(2)：385-392, 2019.
12) Simon D, et al：The value of ultrasound in detecting subclinical enthesitis and nail disease in patients with psoriasis. *Rheumatology*, **57**(2)：332-340, 2018.
13) Marina ME, et al：The role of ultrasonography in evaluating nail psoriasis. *J Ultrasound Med*, **37**(5)：1205-1212, 2018.
14) Docking SI, et al Ultrasound in the evaluation of enthesitis：a review. *Clin Rheumatol*, **37**(11)：2849-2858, 2018.
15) Wortsman X：Role of high-frequency ultrasound in the evaluation of nail psoriasis：a narrative review. *Dermatol Clin*, **36**(4)：439-447, 2018.

◆特集／まるわかり！爪疾患
Ⅲ．各　論
爪部における炎症性疾患

宮本樹里亜*

Key words：爪乾癬（nail psoriasis），爪扁平苔癬（nail lichen planus），トラキオニキア（trachyonychia），爪生検（nail biopsy），爪母の閉鎖密封療法（occlusive dressing therapy）

Abstract　爪部の炎症性疾患には，主に爪乾癬，爪扁平苔癬，トラキオニキアなどが知られている．その診断は比較的難しく，病歴やいくつかの特徴的な臨床所見を複合的に捉えて検討する．爪部の生検は爪甲の変形を伴うリスクがあることから，適応症例を選択し，生検の方法にも工夫が必要である．治療は主に外用療法になるが，しばしば難治性で，爪甲が伸長して改善するまでに長期間を要する．爪の炎症性疾患は放置すると手指の細かい作業が困難になり，指先の痛みを生じることもあるため，患者のQOLは著しく低下する．軽微な変化でも，積極的に治療を行うことが望ましい．

はじめに

　爪乾癬，爪扁平苔癬，トラキオニキアでは，それぞれの疾患において爪に特徴的な変化が現れる．これらの疾患では複数の指趾の爪に異常が生じるが，足趾の爪甲は外的因子（機械的外力や感染症など）による影響がしばしば加わることから，手指の爪甲に比べると複雑な臨床像を呈することが多い．爪の炎症性疾患では，すべての爪甲の変化をよく観察することが重要である．最初に診断と治療について概論を述べる．

爪部の炎症性疾患の診断と治療

1．診　断

　爪は，爪甲以外に近位爪郭，爪母，爪床，爪上皮，爪下皮と呼ばれる上皮組織から構成される．爪甲は爪母で作られ，爪床に密着した状態で遠位方向に伸長することから，炎症が爪母や爪床に生じると，爪甲に様々な異常がみられる．爪甲の肉眼的変化を正確にとらえることにより，病変の主座がどこにあるのかを把握でき，より適切な治療が可能となる（**図1**）．

2．爪の生検方法

　爪の生検は，病変が顕著にあり，かつ日常生活に支障が出にくい指を選ぶのがよい．爪甲の臨床像から病変の主座が爪母なのか爪床なのかを見極め，生検部位を的確に決める必要がある．一般に3 mm以内のパンチ生検は安全とされ，爪母の遠位部の生検は爪が薄くなることはあっても，縦裂は生じにくい．しかし，爪母近位部の生検では，3 mm以内であっても爪甲の萎縮や縦裂を招く可能性がある[1]．爪床の生検は，爪母に比べてより簡便で低侵襲である．

　爪乾癬やトラキオニキアは，爪扁平苔癬よりも緩徐な炎症が続くため，経過中に爪甲が消失することはなく，比較的予後が良い疾患である．この2疾患に関しては，臨床像で診断がつく場合は，爪甲変形を残すリスクのある爪生検をせずとも，治療を開始してもよいと考える．一方で，爪扁平苔癬は，いずれは爪甲が萎縮，消失する可能性がある疾患であり，経過中に症状が急速に進行する

---

* Julia MIYAMOTO, 〒123-8558　東京都足立区江北4-33-1　東京女子医科大学附属足立医療センター皮膚科，准講師

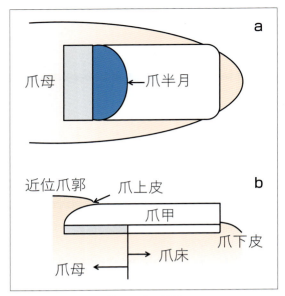

図1．爪の構造
爪母は近位爪郭の下から始まり，爪半月まで続いている．ここで爪甲が作られ，爪床に沿って爪甲が伸長する．爪母の近位に病変があるときは爪甲表面に変化が起き，爪半月付近に病変があれば爪甲下層に変化が起きる．爪床に病変があれば，爪甲下角質増殖など，爪甲下の変化が起きる．
a：爪甲を上方から見た図
b：横方向から見た図

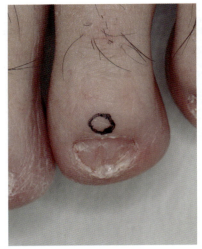

図2．爪母部の生検（40代，男性）
円形脱毛症に合併した爪甲萎縮の症例．扁平苔癬を鑑別するため，左第3趾爪甲の爪母部を3 mmパンチで生検した．病理組織結果は，表皮基底層の軽微な炎症浸潤のみで扁平苔癬ではなかった．生検半年後も左第3趾爪甲の縦裂はみられていない．

場合もあることから，初期に生検で診断を確定しておく意義は大きいと考える．爪扁平苔癬は主として爪母に病変がみられることが多く，爪床のみに病変がみられることは非常に稀である[2]．したがって，爪母を生検する必要があることが多い（図2）．

3．治療

爪の炎症性疾患では，副作用のリスクが少ないという観点から，局所外用療法が治療の中心となる．しかし，炎症の主座となる爪母や爪床が近位爪郭や爪甲で覆われているため，外用には工夫が必要である．また，手指爪甲は1か月に2〜3 mm，足趾爪甲では1〜2 mmしか伸びないため，治療が奏効して健常な爪甲が形成されるようになっても，肉眼的にそれを確認できるまでには数か月単位の長い時間がかかる．爪の炎症性疾患の治療は，根気よく継続する必要があり，その点を患者によく説明し理解してもらうことが重要となる．

4．爪の外用療法

局所外用療法においては，病変の主座が爪母なのか，爪床なのかを考え，そこをターゲットとした治療を行うべきである．爪母病変は近位爪郭の皮膚表面から深いところにあるため，外用薬の単純塗布では効果が得られにくい．治療効果を高めるための工夫として，閉鎖密封療法（occlusive dressing therapy：以下，ODT）が挙げられる．医療用テープを用いたODTはとても有効である（図3）[3]．近位爪郭の皮膚にODTを行うと，毛細血管拡張や皮膚の萎縮をきたす可能性があるため，長期間にならないように注意する．最初にステロイド外用療法を行い，炎症症状が改善したらタクロリムスなどのステロイド以外の外用薬に変更するのがよい．爪床病変の場合には爪甲剝離を伴っていることが多く，剝離した爪甲を可及的に切除し，爪床に直接外用薬を塗布すべきである．

次に，代表的な爪の炎症性疾患の詳細を説明する．

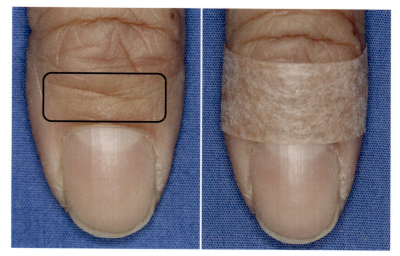

図 3. 外用療法
爪母病変に対しては，爪母直上に位置する近位爪郭皮膚（黒線で囲まれた部分）に外用薬を塗布し，医療用テープを貼付してODTを行う.

爪乾癬

乾癬は皮膚の慢性炎症性疾患であり，爪や関節にも症状がみられることがある．爪症状は乾癬患者の66%にみられ，また乾癬の経過中に約90%の患者で爪症状が認められるといわれている[4]．爪乾癬のみで皮膚や関節に症状のない患者の割合は，乾癬患者全体の5～10%であり[5]，爪病変から乾癬の診断につながることもある．乾癬性関節炎，特に遠位指（趾）節間関節炎は爪乾癬に関連するといわれており[6]，爪症状のみでなく関節炎の有無にも注意しながら診察することが重要である．

1．診 断
a）爪乾癬の臨床所見
爪乾癬では，爪のどの部分に炎症が生じているかにより様々な症状が現れる．

(1) **爪母病変（点状凹窩，爪甲白斑，爪半月の赤色斑，爪甲異栄養症）**：爪甲表面を作っているのは爪母近位部であり，この部分で乾癬の炎症が生じると，爪甲表面に不全角化細胞塊が形成される．爪甲が伸長する過程で物理的外力が作用すると，周囲との接着が弱い不全角化細胞塊がはがれて点状凹窩が形成される．炎症が爪母の中位から遠位部に生じた場合は，不全角化細胞塊が爪甲内に閉じ込められるため，その部分は爪甲白斑を呈する．爪母の遠位部に乾癬の炎症が生じると，爪半月の領域が斑状に赤色調を呈する．爪母の広範囲にわたり乾癬の炎症が持続すると，爪甲全体がもろく崩れやすくなった状態になり，爪甲異栄養症と呼ばれる[7]．

(2) **爪床病変（爪床変色，爪甲剥離，爪甲下角質増殖，線状出血）**：爪床に乾癬の炎症が生じると，爪甲下に油滴（oil drop）様の茶褐色あるいはサーモンピンク色の斑が透見されるようになる．爪床の遠位部または側方部に炎症が生じ，爪下皮にも不全角化が生じると，爪甲が爪床からはがれる爪甲剥離が起こる．爪下皮から爪床での乾癬の炎症が強く生じると，過角化した角質が爪甲下に蓄積して爪甲下角質増殖を呈する[8]．また，爪床では表皮突起と真皮乳頭が長軸方向に互いに平行に接着しており，このため爪甲下の真皮乳頭内で出血すると線状の出血斑を呈する．

2．治 療
爪乾癬は局所外用療法で比較的奏効しやすい疾患である．一般的に爪床病変よりも爪母病変への有効性が高いとされている[9]．爪乾癬に対する光線療法の有効性に関してのコンセンサスは得られていない[10]．波長の長いUVAは，爪甲が薄ければ一部爪床にも到達するとされているが，爪母近位部にまでは届かないことから効果は限定的と考

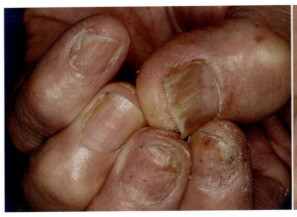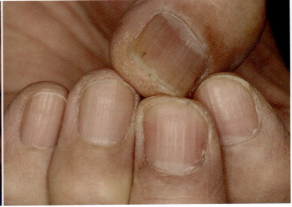

図 4. 爪，掌蹠型乾癬にアプレミラストが著効した例（60代，男性）　　　a｜b
a：臨床所見．爪甲の点状陥凹，爪甲白斑，爪床変色，爪甲剝離，線状出血がみられる．
b：アプレミラスト内服開始9か月後．線状出血は残るが，爪甲表面は平滑になり，爪床
　　変色も改善している．掌蹠の角化，亀裂も改善し，QOLは著明に改善した．

えられる．全身療法としては，ステロイド，エトレチナート，メトトレキサート，シクロスポリン，アプレミラストなどの内服や，生物学的製剤の投与が挙げられる．局所療法に比べて副作用のリスクが大きいため，爪以外のほかの症状も踏まえて，慎重に検討したうえで使用する必要がある．当科で爪，掌蹠型乾癬に対し，アプレミラストが奏効した例を示す（図4）．

爪扁平苔癬

扁平苔癬は原因不明の慢性炎症性皮膚粘膜疾患で，爪扁平苔癬は進行すると永久的に爪が消失してしまう．扁平苔癬の患者の約10％に爪病変がみられ，1つ以上の爪に不可逆的な障害を認めた症例が4％あったと報告されている[11]．

1．診　断
a）爪扁平苔癬の臨床所見（図5-a）

爪甲縦条や縦裂は，爪扁平苔癬で最も多い臨床所見であり，まず爪甲に縦条が多数生じ，爪甲が菲薄化した部分で縦裂が生じる．やがて爪甲の縦裂が近位に及び，爪甲が完全に左右に割れ，縦裂部の近位爪郭と爪母が炎症によって癒合して瘢痕が形成されると，翼状爪の状態になる．爪母の大部分に炎症が生じると，爪甲は全体的に菲薄化し萎縮する．さらに強い炎症が生じると，びらんや潰瘍形成のあとに爪甲が永久的に消失し，無爪症と呼ばれる状態になる．

b）爪扁平苔癬の病理組織所見（図5-b，c）

病理組織所見は基本的には皮膚の扁平苔癬と同様である．爪母を中心として表皮の過角化や肥厚に加え，正常の爪組織ではみられない顆粒層が出現し，表皮基底細胞には液状変性がみられる．真皮上層にはリンパ球を主体とする帯状炎症細胞浸潤とメラノファージがみられる[8]．

2．治　療

爪扁平苔癬はまずは外用療法から始める．ステロイド局注療法は，爪母や爪床近傍にステロイドを局注する方法で，外用療法に比べてより高い効果が期待できるが，局注時の疼痛，短期的な知覚障害，血腫，爪郭の萎縮などの問題がある．複数指（趾）にわたって爪母の急性炎症が強く，進行が速い重症例には，短期的なステロイド内服も考慮する必要がある．

トラキオニキア（図6）

トラキオニキアは，爪甲表面の光沢が失われ，縦走する細かい隆起や縦条により爪甲が粗造化することを特徴とする炎症性疾患である．以前はtwenty nail dystrophyの病名で報告されていたが，20本すべての指趾の爪に病変を有する疾患はほかにも複数あるため，疾患名としては不適切であるとの指摘があり，最近はトラキオニキアと呼ばれることが多い．トラキオニキアの病態は，爪母に生じた内因性の湿疹病変であり[12]，組織学的

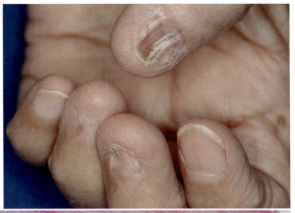
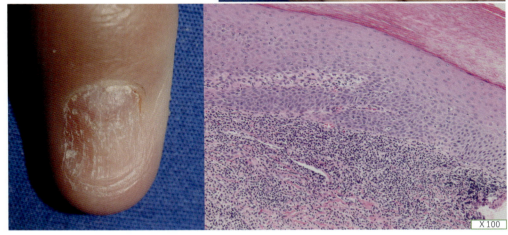

図 5.
爪扁平苔癬
　a：症例 1：70 代，女性．初診時は既に発症から数年経っており，爪甲縦裂や翼状爪，無爪症がみられた．
　b：症例 2：40 代，女性．複数の手指に爪甲萎縮がみられた．爪甲萎縮部の爪半月部分から生検を行った．
　c：症例 2；病理組織所見．表皮基底層の液状変性と，真皮上層に帯状の稠密なリンパ球を主体とする炎症細胞浸潤がみられた．

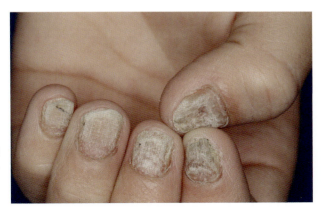

図 6.
トラキオニキアの臨床所見
6 歳，男児．複数の手指足趾爪甲に，爪甲縦条が多数みられ，爪甲表面は粗糙化しており，光沢が失われていた．近位爪郭は軽度の瘙痒を伴った．

に爪母に湿疹性の変化が認められるのが特徴である．全年齢で起こり得るが，小児で多いとされている[13]．しばしば円形脱毛症に合併することが知られており，小児の円形脱毛症患者の約 12％ に合併し，男児に多く，特に重症の円形脱毛症患者に多いと報告されている[14]．治療はリスクの少ない外用療法が主体である．

おわりに

以上，爪部の炎症性疾患の診断，治療について述べ，爪乾癬，爪扁平苔癬，トラキオニキアの各疾患について説明した．これらは比較的稀な疾患であり，日常診療で遭遇することも少ないが，初期症状を見逃さないように気をつける．臨床像，経過，予後は各疾患で異なり，まずは正確に診断

することが重要である．治療開始後も効果が現れるまではかなり時間を要するため，診療中は適宜写真記録を行い，過去の写真を見ながら治療効果を確認することが，患者のモチベーションを保つ鍵になる．

文　献

1) Jellinek N：Nail matrix biopsy of longitudinal melanonychia：diagnostic algorithm including the matrix shave biopsy. *J Am Acad Dermatol*, **56**：803-810, 2007.

2) Goettman S, et al：Nail lichen planus：epidemiological, clinical, pathological, therapeutic and prognosis study of 67 cases. *Jr Eur Acad Dermatol Venerol*, **26**：1304-1309, 2012.

3) 齋藤昌孝：局所からアプローチする爪乾癬の治療, WHAT'S NEW in 皮膚科学 2020-2021, 2020.

4) Manhart, R, et al：Nail Psoriasis. *Ckin Exp Rhematol*, **33**：S7-S13, 2015.

5) Salmon J, et al：Psoriatic nails：a prospective clinical study. *J Cutaneous Med Surg*, **7**：317-321, 2003.

6) Baker H, et al：The nails in psoriatic arthritis. *Br J Dermatol*, **20**：549-554, 1964.

7) Jiaravuthisan MM, et al：Psoriasis of the nail：anatomy, pathology, clinical presentation, and a review of the literature on therapy. *J Am Acad Dematol*, **57**：1-27, 2007.

8) Holzberg M, et al：Baran and Dawber's disease of the nails and their managemnet. 4th ed, 257-314, 2012.

9) Pasch MC：Nail psoriasis：A reviw of treatment options. *Drugs*, **76**：675-705, 2016.

10) Bardazzi F, et al：Nail psoriasis：An updated reviewed expert opinion on available treatment, including biologics. *Acta Derm Venereol*, **99**：516-523, 2019.

11) Samman PD：The nails in lichen planus. *Br J Dermatol*, **73**：288-292, 1961.

12) Jerasutus S, et al：Twenty-nail dystrophy. A clinical manifestation of spongiotic inflammation of the nail matrix. *Arch Dermatol*, **126**：1068-1070, 1990.

13) Harber JS, et al：Trachyonychia：Review and Update on Clinical Aspects, Histology, and Therapy. *Skin Appendage Disord*, **2**：109-115, 2016.

14) Tosti, et al：Prevalence of nail abnormalities in children with alopecia areata. *Pediatr Dermatol*, **11**：112-115, 1994.

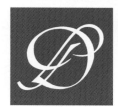

◆特集／まるわかり！爪疾患
Ⅲ．各 論
爪部，爪周囲の感染症

丸山隆児*

Key words：爪真菌症(onychomycosis)，爪囲炎(paronychia)，手足口病(hand, foot and mouth disease)，ウイルス性疣贅(viral wart)，疥癬(scabies)

Abstract 爪部，爪周囲の疾患で最も多く遭遇するのは爪白癬を含めた爪真菌症である．手指ではカンジダ性爪真菌症と爪白癬の鑑別が難しい．近年，皮膚糸状菌の薬剤耐性や皮膚糸状菌以外の真菌による爪真菌症の存在が治療上無視できない問題となってきている．細菌感染では爪囲炎・ひょう疽，ウイルス感染ではヘルペス性ひょう疽，手足口病，爪囲疣贅などが爪・爪周囲に生じる代表的な感染症である．また疥癬では臨床的に爪白癬・爪感染に類似した病変を生じて治療に際し特別の注意が必要となる．

真菌感染症

爪の真菌感染を総称して爪真菌症(onychomycosis)と呼ぶ．爪真菌症の大部分は皮膚糸状菌による爪白癬であるが，ほかの真菌による爪感染症も少なからず存在している．これらは爪白癬と臨床症状が近似しているにもかかわらず，診断と治療に際しては特別の注意が必要であることを忘れないようにしたい．

1．爪白癬(図1)

爪白癬は皮膚糸状菌による爪感染症である．日本臨床皮膚科医会の畑らがまとめた Foot Check 2023[1]によれば，爪に生じた病変のなかでも爪白癬が半数近くを占めていて，年齢とともに罹患率が上昇し，日本人全体の7.9％(男性では11.6％，女性では5.8％)が爪白癬に罹患していると推定された．高温高湿度の環境，喫煙，糖尿病，末梢動脈疾患，免疫抑制状態，外傷，乾癬などほかの爪疾患などが存在すると爪白癬に罹患しやすくなる．本邦の爪白癬の起因菌は *Trichophyton rubrum* が最も多く，次いで *T. interdigitale* であり，ほかの皮膚糸状菌が分離されることは稀である．Hay と Baran は爪真菌症を distal lateral subungual onychomycosis(DLSO)，superficial onychomycosis(white or black)，endonyx onychomycosis(EO)，proximal subungual onychomycosis(PSO)，mixed pattern of onychomycosis(MPO)，total dystrophic onychomycosis(TDO)，secondary onychomycosis の7つの臨床病型に分類しており[2]，各臨床病型ごとに起因菌や宿主側の条件などに違いがみられる．またこれらの病型には含まれないが，爪甲下に短い菌糸と球状の分生子が塊状に増殖した Dermatophytoma の形成を見ることがある．Dermatophytoma は治療抵抗性であり，器具を用いた開窓術や菌塊除去術が必要となる[3]．

臨床像から爪白癬と鑑別を要する疾患としては，乾癬，扁平苔癬，慢性湿疹，角化型疥癬などがあるため，爪白癬の診断を確定するためには病変部から採取した検体を用いて皮膚糸状菌(最低限として真菌)の存在を証明しなければならない．そのためには適切な検体採取の手技が重要となる[4]．いずれの検査方法においてもたまたま皮膚糸状菌が検出できなかった可能性は常に残されているので，爪真菌症を疑う場合には病変が治癒す

---

* Ryuji MARUYAMA，〒136-0074 東京都江東区東砂 7-19-13 ベルコモン南砂 301　まるやま皮膚科クリニック，院長

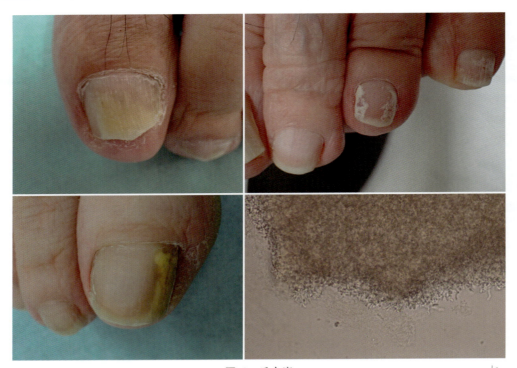

図 1. 爪白癬
a：遠位側縁爪甲下爪真菌症(DLSO)
b：表在性白色爪真菌症(SWO)
c：Dermatophytoma を形成した DLSO
d：Dermatophytoma の苛性カリ鏡検像

a	b
c	d

るまで繰り返し検査を実施することが肝要である．苛性カリ標本を用いた直接鏡検で菌要素を確認して診断確定とするのが一般的であるが，菌種が同定できないため，熟練した皮膚科医であっても皮膚糸状菌以外の真菌を区別することが難しく，薬剤に対する感受性試験を実施することもできないといった欠点がある．苛性カリ直接鏡検に対して，真菌培養検査で皮膚糸状菌を分離することができれば，皮膚糸状菌であることが確定できるばかりでなく菌種まで同定でき，さらに必要に応じて薬剤感受性試験を実施することも可能である．その一方，検査結果が判明するまでに 2〜6 週ほどの期間がかかるうえ，培養成功率が低く，日本真菌学会の疫学調査委員による調査でも培養陽性率は 40％ 未満であった．真菌培養を実施するにはサブローブドウ糖寒天培地を用いるのが一般的であるが，皮膚糸状菌の分離成功率を上昇させるためにシクロヘキシミドとクロラムフェニコールを添加したマイコセル®寒天培地を用いる施設が多い．ただしこの培地では皮膚糸状菌以外の真菌は分離しにくくなるので注意が必要である．2022 年にイムノクロマト法を用いた白癬菌抗原検査キットが爪白癬の保険適用となった．このキットは爪甲内の皮膚糸状菌に高い感度を有するが，アスペルギルス，ペニシリウム，ペシロミセス，フザリウムなど，環境中の雑糸状菌に反応して偽陽性を呈する可能性があることには注意が必要である．その他，一般的とは言いがたいが有用な検査方法として，PCR 検査[5]，質量分析法[6]，ダーモスコピー(onychoscopy)[7]，病理検査[8]などがある．

爪白癬は生命を脅かす疾患ではないが，進行すると疼痛や歩行障害を招く可能性があり，糖尿病患者や末梢動脈疾患患者では壊疽や蜂窩織炎の誘因となり得る．また爪の外見に病的な変化を生じることは患者本人の自己肯定感の減失を招き，とりわけ手指に生じた爪白癬では患者の社会生活にも支障をきたすことがあり得る．したがって可能な限り完治を目指すことが望ましい．なお，爪甲

が完全に入れ替わるまでには足趾爪で12〜18か月，手指爪で4〜6か月くらいの時間がかかるので，爪白癬の罹患が近位部方向に及んでいる場合，物理的な爪甲除去を併用しない限り，治癒までにはこれと同等以上の期間を要することになる．

　現時点で爪白癬を完治させる可能性の最も高い治療方法は，抗真菌剤の内服であり，本邦ではテルビナフィン24週，ホスラブコナゾール12週，イトラコナゾール3パルスのいずれかを用いる．テルビナフィンは重篤な肝障害，血液障害のある患者には禁忌であり，ホスラブコナゾールも肝障害の発生に注意が必要である．またイトラコナゾールは併用禁忌・併用注意の薬剤が極めて多い．爪白癬に対しては抗真菌剤の内服治療が最も効果的であることは明らかであるが，患者の多くが70歳以上の高齢者で，合併症を有していることも多く，既にポリファーマシーの状態にあることも少なくないなど，現実には内服治療を選択できない場面も少なくない．

　爪白癬を外用薬で治療することは困難と長らく考えられてきたが，2014年にエフィナコナゾール外用液，2016年にはルリコナゾール爪外用液が相次いで登場し，爪白癬の治療選択肢が飛躍的に拡大した．ただし内服治療に比べると治癒率が決して高いとは言えないにもかかわらず薬剤費は高額になるので，混濁比が限局しているもの，爪の肥厚が重度でないもの，罹患爪が数本以内に限られているものなど，条件を選んで選択する必要がある．また，有効例と無効例が比較的明確に分かれる傾向があるため，治療から3か月後程で効果を判定し，無効であったならば内服薬への切り替えか治療の中止を検討したほうがよい．

　これまで皮膚糸状菌の薬剤耐性はほとんど問題とされてこなかったが，近年テルビナフィン（アリルアミン系）やイトラコナゾール（アゾール系）の耐性菌が相次いで報告されている[9]．内服治療を行っても改善がみられない場合には，一度治療を中断して培養による原因菌の分離を行い，薬剤感受性検査を検討することが課題となりつつある．

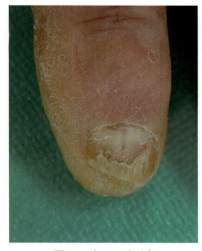

図2．爪カンジダ症
飲食店を営む80代男性の手指に生じた爪カンジダ症

　最終的に治癒を目的とした治療が不可能となった爪白癬でも，症状の進行や合併症の誘発は未然に防ぐ必要がある．また病変から環境へ皮膚糸状菌が撒き散らされて感染源となることも，できれば防ぎたいものである．そのためには足浴，清拭などの衛生管理をきちんと実行し，ほとんどの患者で合併してみられる足白癬の治療を兼ねて両足全体に足白癬用の抗真菌剤外用を実施することを勧めたい．

2．カンジダ性爪真菌症

　爪および爪周囲のカンジダ感染症には，カンジダ性爪囲爪炎と爪カンジダ症（図2）がある．起因菌は多くが *Candida albicans* で，水仕事の多い女性の手指に好発する．カンジダ性爪囲爪炎では，カンジダ感染の主座は爪郭部にあり，細菌性爪囲炎に似た発赤，腫脹，疼痛を生ずる．爪囲の炎症による二次的な爪甲表面の凹凸不整や変形がみられるものの，爪甲や爪甲下角質の内部にまでカンジダが侵入することはない．

　これに対して爪カンジダ症は，爪真菌症の一種であり，爪甲の深部（爪床近く）にカンジダが感染し，爪白癬に似た菌糸状の発育を示す[10]．大半はDLSOの病型をとるが，爪甲の混濁や爪甲下角質増殖は爪白癬に比べて軽症のことが多い．

　カンジダ性爪真菌症の治療では，爪周囲の清潔と水分除去を心掛けてもらうことが大切である．

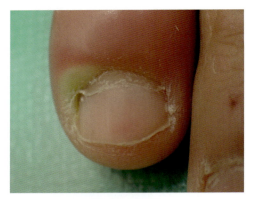

図 3. 爪囲炎

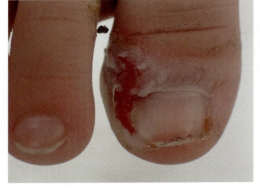

図 4. 伝染性膿痂疹

カンジダ性爪囲爪炎では，抗真菌剤の軟膏ないしクリームを外用することが有効であるが，爪カンジダ症ではイトラコナゾール(使用できない場合にはテルビナフィン)の内服が必要となる[11]．

3．その他の爪真菌症

皮膚糸状菌以外の真菌による爪真菌症(nondermatophytic onychomycosis:NDMs)は，爪真菌症の10%前後を占めるといわれる[12]．Noguchiらによれば，自院で診断した爪真菌症の0.5%がNDMsであり，原因菌は*Aspergillus*, *Fusarium*, *Scopulariopsis*, *Botryosphaeria* であった[13]．NDMsは爪白癬と同様の臨床病型をとり，爪囲炎を伴うことが比較的多いというが，臨床像から爪白癬と鑑別することは難しい．NDMsを診断するには，直接鏡検で菌要素を慎重に観察して独特の形状や色調に気づく，培養検査で繰り返し同一の真菌が分離されるなど特別な注意が必要である．NDMs全般に適用できる治療方法は確立されておらず，原因菌種と臨床病型を勘案してテルビナフィン，イトラコナゾールの内服や外用抗真菌剤を試みることになる．

細菌感染症

1．爪囲炎(図3)

外傷，指しゃぶり，爪噛み，陥入爪などによる損傷を契機として発症することが多い．原因菌は黄色ブドウ球菌が多いが化膿性レンサ球菌や緑膿菌が原因となることもある．臨床的には後爪郭から側爪郭に発赤，腫脹，圧痛を生じ，数日のうちに膿疱・膿瘍の形成がみられる．やがて発赤と腫脹が指腹部にまで及ぶと，ひょう疽と呼ばれる状態となり，激しい疼痛をきたす．進行すると爪基部の組織が破壊されて爪甲の剥離や部分欠損，爪甲脱落症を生じることがある．治療として，経口のセフェム系抗菌剤が有効だが，緑膿菌に対してはニューキノロンを使用することが望ましい．適切な抗菌剤を投与しても症状の改善が思わしくないことが少なくないので，膿瘍形成が明らかな場合には注射針を用いて開窓し，排膿する必要がある．

2．伝染性膿痂疹(図4)

幼小児では黄色ブドウ球菌による水疱性膿痂疹を爪周囲にみることが少なくない．軽症であれば抗菌剤の外用で速やかに治癒するが，発症に気づかないまま進行すると爪囲炎を合併するようになり，抗菌剤の内服が必要となる．こうした進行例では，爪甲近位部の欠損や爪甲脱落症がしばしばみられる．

ウイルス感染症

1．ヘルペス性ひょう疽

単純ヘルペスウイルスによる爪囲部の感染症で，ほとんどが手指，とりわけ第1, 2指に多く，足趾での発症は稀である．幼小児が口唇，口腔ヘルペス発症時に指しゃぶりをするなどして罹患することが多い．成人では口唇だけでなく陰部ヘルペスからの感染もあり得る．ウイルス侵入から数日を経て爪囲炎やひょう疽に似た発赤，腫脹，疼痛が生じるが，発症早期から小水疱が混在するのが特徴である．細菌性爪囲炎との鑑別が難しいときにはイムノクロマト法(デルマクイックHSV®)に

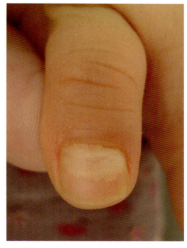

図 5. 手足口病罹患後に生じた爪甲脱落症(onychomadesis)

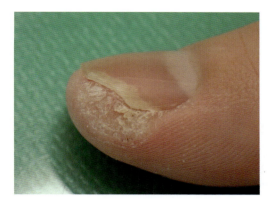

図 6. 爪囲疣贅

よりウイルス抗原を証明すれば診断が確定できる．ツァンク試験によるウイルス性巨細胞の確認も診断に有用である．治療には抗ウイルス剤であるバラシクロビルもしくはファンシクロビルを5日間内服する．

2．手足口病

コクサッキー A16 やエンテロウイルス A71 などの A 群エンテロウイルスにより生じる発疹症で，ウイルスの大きな流行は夏期に生じるが，冬期の発症も稀ではない．5歳以下の乳幼児に好発し，年長児や子育て中の成人にもしばしばみられる．潜伏期は3〜4日で，軽度の発熱や倦怠感で始まり，まもなく手掌，足底，口腔粘膜に米粒大くらいの白色がかった疱膜を有する水疱が紅暈を伴って散在性に多発してくる．発疹が明らかとなり皮膚科を受診する頃には既に解熱していることが多いが，3歳以下の幼児では稀にウイルス性髄膜炎，脳炎，心筋炎などの重篤な疾患を発症する危険性があることに注意が必要である．約1週間ほどの経過で自然治癒するため，無治療で済ませることが多いが，口腔粘膜の発疹による疼痛に対して酸味や塩味の強い食事を避けるよう指導しておくとよい．発熱が治まって全身状態がよければ登園，登校も可能である．ただし発疹がすべて消失し，完全に治癒した状態となっても腸管から感染性のあるウイルスの排泄が2〜4週間は持続するといわれており，おむつ交換や排便のあとは手洗いを励行するように指導する．

本邦では2011年からコクサッキー A6 の流行が顕著となり，体幹・四肢の広い範囲に水疱が播種されたような独特の臨床像をとる例が増加している．この場合，水痘との鑑別が難しいため，イムノクロマト法(デルマクイック VZV®)により水痘帯状疱疹ウイルスが検出されないことを確認したほうがよい．またコクサッキー A6 感染症では罹患から1か月以上を経て，複数の指趾に爪の横溝(Beau's line)や爪甲脱落症(onychomadesis)がしばしばみられる[14]．爪甲脱落症は爪甲遠位部から始まる爪甲剥離症(onycholysis)とは異なり，爪甲近位部から遠位部方向へ剥離が進展することが特徴である(図5)．こうした爪甲の変化は数か月以内に自然治癒するが，爪甲脱落症で疼痛や違和感を訴える場合には剥離した爪甲を切削除去すると改善する．

3．爪囲疣贅(図6)

ヒト乳頭腫ウイルスにより生じる疾患で，外傷や湿潤により表皮のバリア機能が破綻した部位からウイルスが表皮内に侵入するため，指しゃぶりや爪を噛む癖のある小児，生鮮食品取扱業者，調理師などに好発する．爪囲疣贅の外観は，硬く角化した境界明瞭な表面疣状の局面ないし扁平隆起性結節で，しばしば爪甲下にまで進展して爪甲の

剝離を生じる．ウイルス性疣贅は自然治癒も認められる疾患であるが，治癒までに年余の期間を要することが多く，その間に疣贅が増大したり，ほかの部位に感染が拡大したりすることもままあるので，治療の意義は少なくない．しかし，爪囲疣贅は他部位の疣贅と比べても治療効果が現れにくいことが知られており，根気よく様々な治療を試みるつもりでいたほうがよい．まずは保険診療で認められている冷凍凝固やサリチル酸ワセリン外用を行うが，これらで効果がみられない場合には，可能な範囲でトリクロロ酢酸，モノクロロ酢酸，グルタールアルデヒドの外用，SADBE やDPCP による局所免疫療法，ブレオマイシンの局注などを検討する．ただしこれらの治療はいずれも保険適用外となることに留意されたい．

その他

1．爪疥癬

角化型疥癬患者では，爪周囲への感染がしばしば問題となる．ヒゼンダニの寄生により，爪甲下角質増殖，爪甲の変形・肥厚・混濁，爪甲周囲の発赤・腫脹・落屑など爪白癬や爪乾癬と類似した症状を呈するが，鱗屑や爪甲下角質を鏡検すれば，大量の虫体・虫卵を確認できるため，疥癬の疑いさえ持っていれば診断は容易に確定できる．疥癬の治療として一般的なイベルメクチンの内服だけでは改善しにくいため，スミスリンローションの外用もしくはスミスリンローションとサリチル酸ワセリンを重層したうえで 24 時間の密封療法を実施する．これを 1 週間間隔で実施するほかに，連日ブラッシングを含めた丁寧な洗浄とサリチル酸ワセリンの外用を行う[15]．なお，施術者には高い感染リスクがあるので個人防護具を適切に使用して感染防御に努める必要がある．

参考文献

1) 畑 康樹ほか：足白癬・爪白癬の実態と潜在罹患率の大規模疫学調査（Foot Check 2023）第 1 報. 日臨皮会誌，**41**：66-76，2024.

2) Hay RJ, et al：Onychomycosis：a proposed revision of the clinical classification. *J Am Acad Dermatol*, **65**：1219-1227, 2011.

3) 福山國太郎：dermatophytoma に対する切削処置と外用爪白癬治療薬併用療法の経験．日臨皮会誌，**39**：50-54，2022.

4) 渡辺晋一ほか：皮膚真菌症診断・治療ガイドライン．日皮会誌，**119**：851-862，2009.

5) Watanabe S, et al：Molecular Diagnostic Techniques for Onychomycosis：Validity and Potential Application. *Am J Clin Dermatol*, **18**：281-286, 2017.

6) 中村かおりほか：質量分析装置 MALDI-TOF MS による皮膚糸状菌同定．*Visual Dermatol*, **19**：52-53，2020.

7) 福山國太郎：爪白癬のダーモスコピー像．*Visual Dermatol*, **19**：54-55，2020.

8) S Jeelani, et al：Histopathological examination of nail clippings using PAS staining（HPE-PAS）：gold standard in diagnosis of Onychomycosis. *Mycoses*, **58**：27-32, 2015.

9) Hiruma J, et al：Epidemiological study of antifungal-resistant dermatophytes isolated from Japanese patients. *J Dermatol*, **50**：1068-1071, 2023.

10) 渡辺晋一ほか：爪カンジダ症．日皮会誌，**93**：19-31，1983.

11) 日本皮膚科学会皮膚真菌症診療ガイドライン改定委員会：日本皮膚科学会皮膚真菌症診療ガイドライン 2019．日皮会誌，**129**：2639-2673，2019.

12) Gupta AK, et al：Nondermatophyte mould onychomycosis. *J Eur Acad Dermatol Venereol*, **35**：1628-1641, 2021.

13) Noguchi H, et al：Non-dermatophyte mould onychomycosis in Japan. *Med Mycol J*, **61**：23-31, 2020.

14) Relhan V, et al：Infections and infestations of nail unit. Nail disorders：A comprehensive approach, CRC press, pp729-769, 2019.

15) 日本皮膚科学会疥癬診療ガイドライン策定委員会：疥癬診療ガイドライン（第 3 版）．日皮会誌，**125**：2023-2048，2015.

◆特集／まるわかり！爪疾患

Ⅲ．各 論
爪部の腫瘍性病変
―良性腫瘍と悪性腫瘍を含む―

岩澤うつぎ*

Key words：爪甲変形（nail disorder），爪甲破壊（nail destruction），抜爪（nail removal）

Abstract 爪部の腫瘍性病変は，頻度はあまり高くはないが，炎症性疾患や真菌感染症と診断，治療され確定診断がされないまま，漫然と治療されてしまう場合もある．病変自体も小さい場合が多く，見逃されがちである．しかし，爪甲の変形や爪甲破壊を生じることがあり，特に手指の爪甲では整容的に目立つようになり，患者のQOLを低下させる．爪床に生じる悪性腫瘍では抜爪をしなければ状態が把握できず，生検できない場合もあるので，慎重な経過観察と積極的な画像検査や生検を勧めるべきである．

良性腫瘍

1．爪甲色素線条

爪母にはほかの部位の皮膚と同様にメラノサイトが存在する[1]．

爪母のメラノサイトが増加すると，体のほかの部位のほくろと同様に黒色の爪甲色素線条となる．成人では1，2 mm の色素線条の場合が多く，色調や幅に変化がないことが多い（**図1**）．

乳幼児期に発生した爪甲色素線条は自然消退する特徴があり成人例と分けて考える必要がある．生後6か月頃から爪甲に帯状に色素沈着が現れ，次第に色調が濃くなり，ときには幅も拡大する．自然に色調が薄くなる例も報告されている．線条の幅は1 mm から爪甲全体まで多岐にわたり，線条の幅が広い場合は遊離縁の爪甲剥離がみられることがある．爪甲周囲の皮膚にまで色素斑を伴う例もあるが，自然消退を認めるため，悪性黒色腫の Hutchinson 徴候とは区別しなければならない（**図2**）．大原[2]は1歳5か月の小児の色素線条が

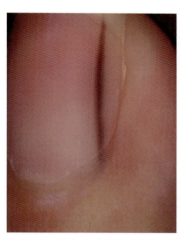

図 1．成人の爪甲色素線条

4年後に自然消退した例を報告している．

小児では悪性黒色腫を心配して受診する患者も多いが，斎田ら[3]は爪部悪性黒色腫早期病変である可能性が高い爪甲病変の臨床的特徴は，① 通常，成人以降になって気づかれる爪甲の色素沈着病変である．② 横幅6 mm 以上の爪甲色素線条帯ないしは爪甲全面の色素沈着として現れる．③ 色調に淡褐色から濃褐色ないし黒色までの濃淡差が

---

* Utsugi IWASAWA, 〒150-0013 東京都渋谷区恵比寿 2-34-10 東京都立広尾病院皮膚科，部長

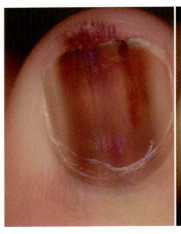
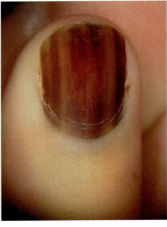

図 2.
小児の爪甲色素線条
 a：2歳時
 b：4歳時

みられるか，あるいは一様な黒色調を呈する．④爪郭部や指尖の皮膚にしばしば黒色斑を伴う（Hutchinson 徴候）としている．

井上ら[4]は爪部悪性黒色腫瘍の初発症状としての爪甲色素線条の発症は通常思春期以降に出現していると指摘しているので，思春期以降の発症例では定期的な経過観察が必要である．乳幼児期に発症した爪甲色素線条は自然消退も多いので思春期まで経過観察をする．

2．指趾粘液嚢腫

指趾粘液嚢腫の発症機序としては諸説あるが，関節包内から滑液が漏出して貯留したものとの考えが，臨床像や経過を説明するうえで最も合理的である．DIP 関節の関節症性変化が背景にみられることから，関節面の粗糙化や骨棘形成により関節包の摩擦や損傷が生じ，炎症に伴う滑液産生の増加と相まって，損傷部位から滑液が漏出して組織抵抗の少ないところに貯留したものと考えられる[5]．

近位爪郭部に生じると爪母を圧迫して爪甲の陥凹をきたすことがある（図3）．一方，爪下に生じると爪母を下から圧排することにより爪甲に縦の隆起を生じる．痛みなどの自覚症状は通常はないが，爪を圧迫される違和感があることが多い．治療は保存的療法として，穿刺してゼリー状の内容物を押し出し，テーピングなどで圧迫する方法，液体窒素での冷凍凝固療法，ステロイドの局注などがあるがいずれも根治までに時間がかかり，再発率も高い．外科的治療として嚢腫を摘出する方法もあるが，根本的な治療法ではないが，保存的治療に比べると成功率が高い[6]と言われているので，積極的な外科的治療を勧めてもよいと思う．

3．グロムス腫瘍

グロムス腫瘍はグロムス細胞の増加による過誤腫で，爪甲下に好発する．圧痛，自発痛を訴え，寒冷により疼痛は増強する．腫瘍は爪甲が透明であれば，爪甲表面からわずかに紫色を帯びた部分として認められ，その部分を圧迫すると疼痛を訴える（図4）．腫瘍が大きくなるにつれ爪甲は上方に押し上げられ，ばち状指様にみえることもある（図5）．近位爪郭に生じると爪甲を圧迫して縦方向の陥凹をきたすこともある．治療は外科的切除であるが，以前は全抜爪して腫瘍を摘出する方法が主流であった．

爪母，爪床上皮を損傷しなければ抜爪しても爪甲は正常に再生する．しかし，爪甲がすべて再生するまでには数か月から半年ほどの時間がかかるため，最近は縮小手術の傾向にある．爪床に生じたグロムス腫瘍はわずかに青色で透見できるので，爪甲を 5 mm のトレパンで開窓し，腫瘍を直視下に確認して摘出する．摘出後に爪甲を戻してテープで固定する．術前に体表超音波で腫瘍の部位を確認しておくことも大切である．

4．尋常性疣贅

爪甲の周囲は疣贅の好発部位である．指・趾先端爪甲遊離縁直下に生じた場合には，爪甲下面に沿って近位方向に拡大し，爪甲剝離をきたすこともある（図6）．自覚症状がないため，放置されていることが多く，治療に難渋する．治療は一般的

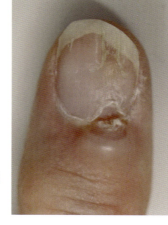
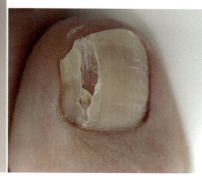

図 3. 指趾粘液囊腫
　a：右示指の粘液囊腫
　b：母趾の粘液囊腫

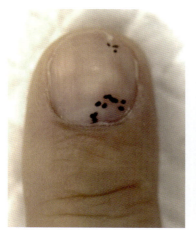

図 4. 右示指のグロムス腫瘍
　マーキング部
　わずかに青色にみえる．

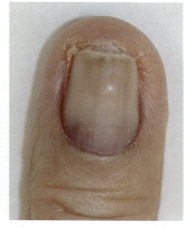
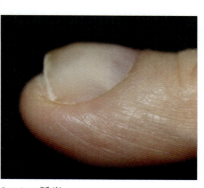

図 5. グロムス腫瘍
　a：中指のグロムス腫瘍
　b：側面からみるとばち状指様にみえる．

には液体窒素による冷凍凝固療法であるが，疼痛が強く完治までに回数がかかる．
　5-FU 軟膏の外用やブレオマイシンの局注も行われているが，これらの治療法ではのちに変形を残すことがある．保険適用ではないが，炭酸ガスレーザーでの焼灼も行われている．いずれの方法にしても完治には時間がかかるため初期症状からの治療開始が望ましい．

5．爪下外骨腫

10～20 歳代に好発し女性にやや多い．足趾では第 1 趾が最も多く，手指では中指での発生が多いとされている．爪甲下に生じた腫瘍により爪甲は上方に押し上げられる．腫瘍が大きくなると疼痛を伴うようになる．靴が履けなくなるほど増大することもある（図 7）．

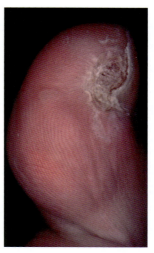

図 6. 母趾の爪甲下に入り込んだ尋常性疣贅

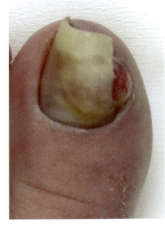
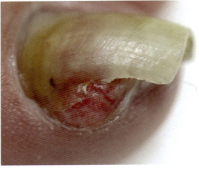

図 7.
爪下外骨腫
　a：母趾の爪下外骨腫（正面）
　b：母趾の爪下外骨腫（側面）

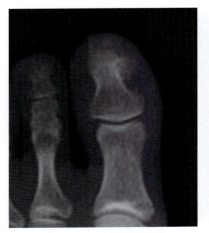
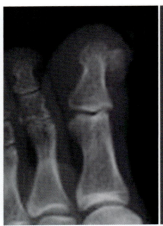

図 8. 爪下外骨腫初診時
　　　単純 X 線像

図 9. 爪下外骨腫の外科的切除
　a：初診時単純 X 線側面
　b：術中単純 X 線像，骨腫が摘出されたことを確認

　爪下外骨腫は尋常性疣贅や化膿性爪囲炎などが疑われることがあるが，患部の単純 X 線像で，末節骨部から外方に突出した骨腫瘍の存在により容易に診断は確定する（図 8）．

　治療は外科的切除である．指趾基部にブロック麻酔を行い，全抜爪あるいは部分抜爪を行う．爪下外骨腫は画像所見から受ける印象よりも腫瘍基部が爪床近位部まで及んでいることが多い．そのため腫瘍基部を肉眼的に確認できるように爪床のほぼ全体を挙上する[5]．腫瘍基部は骨ノミで切除し，やすりで表面を整える．閉創する前に，単純 X 線で腫瘍が取り切れていることを確認する（図 9）．爪床欠損部は分層植皮を行う場合や，人工真皮を貼付することが多いが，そのまま開放創としても問題なく上皮化する．

6．後天性爪囲被角線維腫

　爪部に生じる線維腫に様々な名称が用いられているが，近年は一般に後天性爪囲被角線維腫（acquired periungual fibrokeratoma：APF）が用いられている．Yasuki[7]は，APF を発生部位によって分類している．Ⅰ型を後爪郭から生じるⅠp 型（図 10-a），爪母下の組織から生じるⅠm 型（図 10-b），爪床部から生じるⅠb 型の 3 型に，Ⅱ型の爪郭周囲型に分けている（図 10-c）．最も多くみられるのは近位爪部の遠位端で近位爪部下面から爪甲の上に腫瘍が姿を現わすタイプで Yasuki 分類のⅠp 型かⅠm 型である．治療は外科的切除で，爪甲や後爪郭から剥離して基部から切除すれば再発しない．

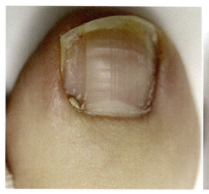
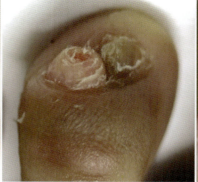
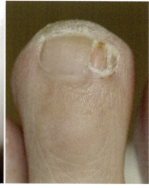

a|b|c

図 10. 後天性爪囲被角線維腫
 a：母趾，Yasuki 分類Ⅰp型
 b：小趾，Yasuki 分類Ⅰm型
 c：中趾，Yasuki 分類Ⅱ型．爪甲に変形はなかった．

a|b

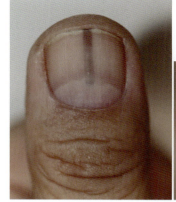
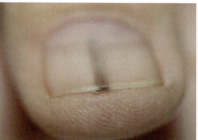

図 11.
Onycopapilloma ①
 a：母指の onycopapilloma
 b：爪甲下に角化性物質が存在する．

a|b

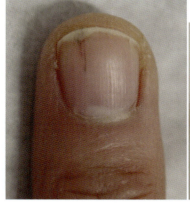
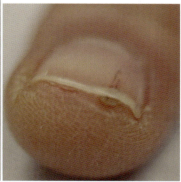

図 12.
Onycopapilloma ②
 a：示指の onycopapilloma
 b：爪甲下に角化性物質が存在する．

7．Ungual seborrheic keratosis（onychomatricoma, onycopapilloma）

2010年にBon-Mardionら[8]により初めて報告された，爪床部から生じた脂漏性角化症という概念である．臨床的には軽度に隆起する黄白色の爪甲線条であり，ダーモスコピーにて黄白色縦線条帯に線状出血と種粒腫様囊腫を認める（onychomatricoma）[9]，またerythronychia と呼ばれる限局的な紅色細線条と遠位端に角化性の爪甲変形を伴う場合があり onycopapilloma ともいわれる[10]（図11, 12）．鑑別として爪下ボーエン病があるが，一度経験すれば特に onycopapilloma は特徴的な所

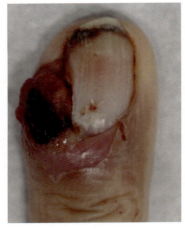

図 13. 毛細血管拡張性肉芽腫

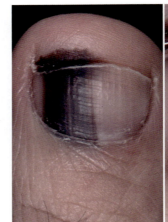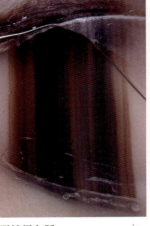

図 14. 爪部悪性黒色腫　a|b
a：母趾爪甲の悪性黒色腫
b：a のダーモスコピー写真

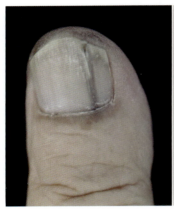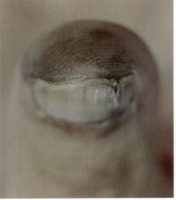

a|b

図 15.
爪部悪性黒色腫
a：母指悪性黒色腫 in situ 症例
b：Hutchinson 徴候を認める.

見のため鑑別は容易である．むやみに生検しても診断できないこともあるので，慎重に経過観察していくことが重要である．

8．毛細血管拡張性肉芽腫

指趾末梢は毛細血管拡張性肉芽腫の好発部位であり，軽微な外傷を受けやすい近囲爪郭や側爪部にも発生する．特に側爪部に発生すると爪甲側縁に接して陥入爪による肉芽と見誤られることがある（図13）．臨床的には無色素性悪性黒色腫との鑑別が重要である．

悪性腫瘍

1．爪部悪性黒色腫

手指，足趾の爪甲に生じる場合は末端黒子型で日本人に高頻度である．四肢末端や手足の爪部に好発する．薄い褐色斑から初発し，数年〜十数年かけて斑が拡大．そこから結節が発生してくる．爪病変では爪郭部を超えて黒色斑が広がる（Hutchinson 徴候）が特徴的である[3]（図 14-a）．

爪甲のメラノーマは爪甲に黒色線条が出現するが，幅が不揃いで濃淡不整なことが多い．ダーモスコピーでは色素線条の濃淡差や不揃いな幅を観察することができる（図 14-b）．特に Hutchinson 徴候は重要な所見なのでダーモスコピーでしっかり確認すべきである．しかし，乳幼児の色素線条の場合，爪甲周囲の皮膚にまで色素斑を伴う場合があるが，この場合は Hutchinson 徴候とは区別し，注意深く観察し自然消退を待つ．

爪甲のメラノーマの治療は，爪甲線条のみの場合は Hutchinson 徴候が存在しても in situ 病変，早期がんと考えられ，切除，植皮で治療可能である（図 15，16）．

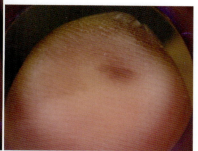

図 16. 爪部悪性黒色腫
　a：爪甲部のダーモスコピー所見
　b：Hutchinson 徴候部のダーモスコピー所見

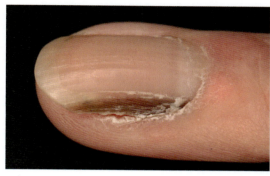
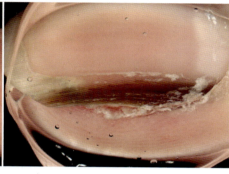

a｜b　　　　　図 17．爪部ボーエン病
　　　　　　　　　a：爪部ボーエン病
　　　　　　　　　b：a のダーモスコピー所見
　　　　　　　　　（赤坂虎の門クリニック　大原國章先生の御厚意による）

しかし，爪甲破壊や結節形成がみられる場合，骨浸潤がみられる場合は進行期病変として足趾切断や手指切断を余儀なくされる症例が多い．

2．爪部ボーエン病

爪部のボーエン病は比較的稀でボーエン病全体の 1～2%，あるいは 6～10% と報告されている[11)12)]．その臨床像は多彩で診断に難渋する例も少なくない．長谷川ら[13)]は 156 例の爪部ボーエン病を報告し，爪甲色素線条が 43 例と最も多く（図 17），疣贅様が 34 例，黒褐色斑が 15 例であった．爪甲剝離や変形も 10 例にみられたと報告している．さらに HPV 感染症，特に HPV16 型との関連が高いとされている[14)]．

3．爪部有棘細胞癌

爪部の有棘細胞癌は比較的稀で，足趾よりも圧倒的に手指に好発するとされている[15)]．臨床像は明らかな結節形成よりも，疼痛，発赤，腫脹などの炎症症状や爪甲破壊，潰瘍を呈する（図 18-a）．そのため慢性爪囲炎や白癬症，難治性疣贅などとして治療されていることが多く，正確な診断および治療が遅れることがある．発症の誘因としては外傷，慢性爪囲炎，日光・紫外線照射，砒素，タール，ウイルス感染などが報告されている[16)17)]．なかでも本邦報告例の 1/3 に外傷の既往があるとされており外傷が主要な誘因であると考えられている．さらにボーエン病と同様に HPV 16 型が検出された例も多く報告されており，誘因の 1 つと考えられる．

診断を確定するためには抜爪が必要となるが，患者の同意が得られにくく，診断が遅れることも多い[18)]（図 18-b，c）．

一般的に爪部有棘細胞癌は進行が遅く，所属リンパ節転移も稀で，他部位の有棘細胞癌に比べて予後は良好とされている[14)]．しかし，爪白癬などと診断されれば，経過が長くなることが多いが，漫然と処方するのではなく，違和感を感じるよう

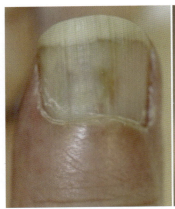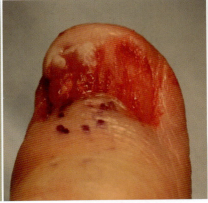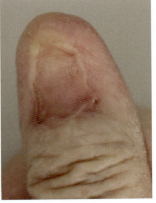

図 18. 爪部有棘細胞癌　　　　　　　　　　　a｜b｜c
a：爪白癬として半年加療していた．
b：生検のため抜爪したところ爪下に肉芽腫様局面が存在した．
c：術後 2 年．骨膜上に分層植皮した．

であれば，積極的に生検を勧めて確定診断をつけることが大切である．

参考文献

1) 東　禹彦：爪　基礎から臨床まで改訂第 2 版．金原出版，pp. 2-14, 2016.
2) 大原國章：皮膚疾患の chronorogy 爪甲線条，その 2. *Visual Dermatol*, **1**：558-561, 2002.
3) 斎田俊明ほか：爪部悪性黒色腫早期病変の臨床的特徴．皮膚臨床，**30**：1539-1544, 1988.
4) 井上勝平ほか：小児母斑性爪部色素斑．皮膚臨床，**23**：1803-1811, 1990.
5) 田村敦志ほか：爪部の手術療法．爪の診療実践ガイド改訂第 2 版．全日本病院出版会，pp. 206-224, 2021.
6) de Berker D, et al：Ganglion of the distal interphalangeal joint(myxoid cyst)：therapy by identificasion and repair of the leak of joint fluid. *ArchDerma*, **137**：607-610, 2001.
7) Yasuki Y：Acquired periungual fibrokeratoma-a proposal for classification of periungual fibrous lesions. *J Dermatol*, **12**：349-356, 1985.
8) Bon-Mardion M, et al：Ungual seborrheic keratosis. *J Eur Acad Dermatol Venereol*, **24**：1102-1104, 2010.
9) 井上喬之ほか：右母指に生じた ungual seborrheic keratosis あるいは初期の onychomatoricoma の 1 例．皮膚病診療，**33**：269-272, 2011.
10) Tosti A, et al：Clinical Dermoscopic, and pathologic features of onychopapilloma：A review of 47 cases. *J Am Acad Dermatol*, **74**(3)：521-526, 2016.
11) 青木一浩ほか：爪床 Bowen 病．臨皮，**50**：294-295, 1996.
12) 山本圭子ほか：爪囲に生じた Bowen 病の 2 例．臨皮，**56**：639-641, 2002.
13) 長谷川道子ほか：爪甲色素線条を呈した爪部 Bowen 病―症例報告と爪部 Bowen 病内外報告 156 例の検討―．日皮会誌，**128**：1327-1332, 2018.
14) Zink BS, et al：Periungual Bowen's disease sucessfully treated with photodynamic therapy. *Photodiagnosis Photodyn Ther*, **10**：535-537, 2013.
15) 田村敦志ほか：爪下有棘細胞癌の 1 例．臨皮，**43**：955-958, 1989.
16) Guitard J, et al：Squamous cell carcinoma of the nail bed：a clinicopathological study of 12 cases. *Br J Dermatol*, **123**：215-222, 1990.
17) Ashinoff E, et al：Detection of Human Papillomavirus DNA in Squamous Cell Carcinoma of the Nail Bed and Finger Determined by Polymerase Chain Reaction. *Arch Dermatol*, **127**：1813-1818, 1991.
18) 杉浦啓二ほか：爪甲下扁平上皮癌の 2 例．臨皮，**55**：73-75, 2001.

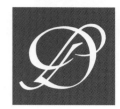

◆特集／まるわかり！爪疾患
Ⅲ. 各 論
陥入爪

秋野 愛*

Key words：陥入爪(ingrown toenails)，発生機序(mechanism)，治療法(treatment)

Abstract 爪の周囲に痛みや肉芽などの炎症所見があるものを陥入爪と呼ぶが，爪が何らかの理由で爪周囲の皮膚軟部組織を刺激・損傷することで生じる．その原因としては，深爪，爪棘，巻き爪などの爪自体の変形，そして靴などの外的刺激が挙げられる．原因は単一ではなく，複数の要素にて陥入爪を生じている場合も多い．治療法を選択するにあたって，それぞれの陥入爪の原因をよく観察して見極めることが重要である．年齢や生活スタイルを考慮し，まずは保存的な治療から開始し，同時に原因となった不適切な爪の切り方や靴の習慣などの生活指導を行う．保存的治療では不十分な場合に手術を検討する．

陥入爪の発生機序

陥入爪は爪の側縁や先端が周囲の皮膚に食い込み，刺激や圧が加わり傷つけることによって，爪周囲の皮膚軟部組織に炎症を起こした状態である．母趾に生じることが多く，大抵の場合強い疼痛を伴う．

陥入爪の発症の最初の原因は，深爪，誤った爪切りや巻き爪などの爪の変形のために爪周囲の皮膚を障害し，腫脹や疼痛を生じる(ステージ1：図1-a)ことだが，進行すると滲出液の量が増え炎症性の肉芽が発生する(ステージ2：図1-b)．さらに炎症が慢性化すると，足趾の軟部組織が硬く厚くなり，より治りにくくなる(ステージ3：図1-c)．また創部から二次的に細菌感染を併発し，より強く腫れ，膿瘍を形成する場合もある[1]．陥入爪はステージ2以上に進行すると急に治療が困難になる．この理由は滲出液によって爪甲がふやけて割れるために新しい爪棘ができ，さらに爪甲基部に向かって陥入するという悪循環に陥るため，そして足趾自体の腫脹や肉芽の発生のため爪からの刺激をさらに受けて悪循環に陥るためだと考える(図2)．

陥入爪を起こすきっかけとしては，爪が短く切り込まれた状態(深爪)や爪棘，巻き爪といった爪の変形だけではなく，周囲からの外力によって生じる場合も多い．歩行や運動時，母趾には非常に強い過重と外力が加わっており，さらに先の狭い靴やサイズの合わない靴を履くと，強い圧迫や衝撃を受ける．また，サッカーや登山などのスポーツで足趾に加わる外力が症状を悪化させているケースも多い[2]．その他，感染症や浮腫などによる爪周囲の皮膚軟部組織が腫脹するため，爪に強く当たることが原因とされる場合もある．これらの要素が混在するケースは多い．

陥入爪の治療法

陥入爪をみたとき，爪の形状や肉芽のでき方，足趾の腫れや硬さをみて，原因と治療を考えていく．足趾全体や肉芽周囲の発赤・腫脹が著明で無治療な場合は，細菌感染の合併を疑い抗生物質の内服を考慮する．細菌感染による足趾の腫脹が原因で起こる陥入爪の場合は，抗生物質の内服にて足趾の腫脹が軽減し，爪への圧迫が軽減することでそのまま治癒が期待できる．逆に，長期的に抗

---

* Ai AKINO，〒173-0005 東京都板橋区仲宿63-5 メディカルスクエア板橋区役所前1階 シナモン皮膚科板橋区役所前，院長

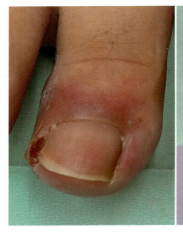

a．ステージ1　　　　b．ステージ2　　　　c．ステージ3

図 1. 陥入爪

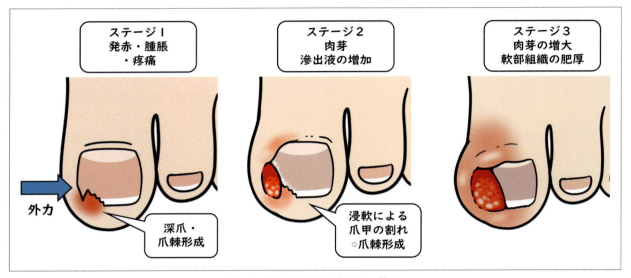

図 2. 陥入爪発生と重症化の機序

生物質を内服していても治らないと来院された場合には，耐性菌の可能性を除き，基本的には症状は細菌感染ではなく物理的な要因が主だと考え処置を優先する．抗生剤の内服歴とは関係なく，陥入爪の原因部位が明らかな場合は処置を優先的に行う．爪と爪周囲が強く当たって爪周囲の皮膚が損傷を受けている状態から解放させ，除圧するためにはどうしたらよいのかを考えて処置を選択する．基本的には保存的な治療を優先し，経過に合わせて難治性な場合には侵襲的な治療に移行する．

1．テーピング法

弾性テープを用いて，持続的に爪甲と爪周囲の皮膚を引き離して，側爪郭や肉芽と爪甲の間に隙間ができるようにする．アンカーテーピング法では出来るだけ爪甲の近く，かつ爪にかからないように側爪郭にテープを貼付し，可能であれば食い込んでいる爪の部位の下にテープを入れ込むようにする．そこからテープの片端を足趾腹のほうへ，ゆっくりと牽引し固定する．肉芽がある場合には，肉芽にかぶるよう土台のテーピングを行ったのち，その上から基本のテーピングを行う（多重アンカーテーピング）．ウィンドウテーピング

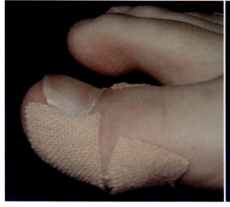
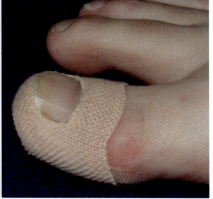

図 3.
a：アンカーテーピング法
b：ウィンドウテーピング法

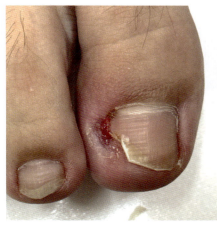
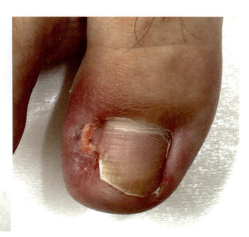

図 4. コットンパッキング法
a：短く切り込まれた爪の先端が皮膚に食い込んでいた．
b：コットンを爪甲下に入れ込み刺激を取り除いた．

法では，弾性テープに窓のような丸い穴を開けて爪を囲むように，炎症のある爪郭を牽引するように貼付する（図3）．ウィンドウテーピング法で切り込みのサイズを工夫することで肉芽のある足趾に装着可能ではあるが，さらに牽引や圧迫を行いたい場合はアンカーテーピングとの併用も行われる．テーピング自体の所用時間は少ないが，自宅で患者自身またはご家族に交換してもらうためには，指導が必要である[3]．指導通りに出来ているかどうかを確認するため，数日後に再診を指示する．テーピングの手技を習得してもらえると再燃時に自宅でテーピングを行ってもらえるため，早期対応が可能になる．

2．不織布の挿入，コットンパッキング

爪側縁や先端が皮膚に鋭利に当たらないよう，爪と周囲の皮膚の隙間に不織布やコットンを挿入する（図4）．長引く陥入爪の場合は，側爪郭と爪の連続性は断たれている場合が多く，抵抗なく挿入できる．爪と皮膚の間が狭い場合には不織布を，広い場合にはコットンを選ぶ．肉芽を圧迫するように意識してコットンを十分に押し入れると，肉芽が縮小する．滲出液の多いケースでは取れやすく不潔になりやすいため，取れてしまったら早めに再診してもらう必要がある．場合によってはテーピング同様，患者自身に行ってもらえるよう，指導することもある．

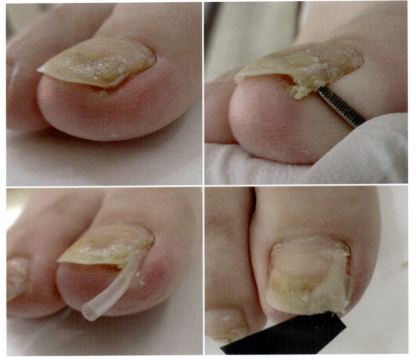

図 5. ガター法
a：疼痛があるが一見爪に異常はみられない．
b：爪棘があり，爪が折れないように持ち上げた．
c：チューブで爪棘ごと爪側縁を保護した．
d：チューブごと爪欠損部を補うようにアクリル人工爪を作成した．

3．ガター法

短く切り込まれた爪の先端や爪棘のような尖った爪から皮膚を守るために用いる．爪は短くはないが，爪が薄く当たって刺激となっている場合や爪側縁が鋸状になって刺激となっている場合にも，側爪郭を保護する目的で施術する．肉芽が大きく疼痛が強い場合には術前に局所麻酔や伝達麻酔を行う．チューブ（翼状針チューブ・点滴用チューブ）を縦に切り，爪棘も一緒に爪甲側縁に沿わせて挿入する．チューブは爪が本来あるべき長さまで残して切る．チューブ内に毛細管現象を使って液体接着剤を入れると，チューブが外れにくくなる．それでもチューブが取れやすい場合には，チューブと爪を縫合することもある．チューブと爪の間に空隙ができる場合は，アクリル樹脂で人工爪を作ると，取れにくく安定しやすい（図5）．チューブが取れてしまったときには早く受診するよう患者に伝える．2回目以降のガター法では，施術中の疼痛の訴えは非常に少なく，ほとんどの場合は無麻酔で行える．爪棘があるときにもガター法は有効である．爪棘がある場合，切ってしまうという選択肢もあるが，せっかくある爪棘を利用してガター法を施術し，人工爪を作成するという選択もある．人工爪にて爪欠損部の皮膚軟部組織の盛り上がった部位を圧迫することで，新しい爪が伸びやすい環境を作るほうが，今後の再発を防ぎ，最終的なゴールへの近道となるのではないかと考えている．

4．人工爪法

爪が欠損して刺激になっている部位にアクリルを用いて人工爪を作成する．上述の不織布の挿入やコットンパッキング，ガター法と併用することもある．全体的な深爪の足趾で足趾先端爪欠損部の皮膚軟部組織の肥厚を抑える目的でも人工爪を作成する．長すぎず短すぎず厚すぎず広すぎず，本来こうあってほしい理想的な爪の形状に作成す

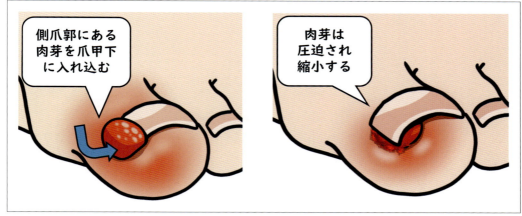

図 6. 肉芽埋没法
a：施術前．肉芽を爪甲の下に入れ込む．
b：施術後．爪甲に圧迫されて肉芽が縮小する．

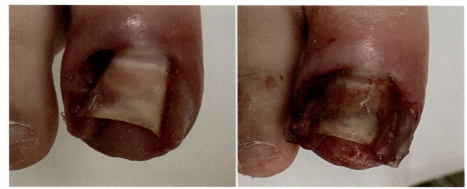

図 7. 肉芽埋没法
a：両側の肉芽を爪甲下に埋没した後だが，収まり切らずに肉芽が外に出てきやすい状態
b：安定させるためガター法と人工爪法を併用した．

るのがよいと考える．

5．巻き爪治療

陥入爪の原因が巻き爪だと考える場合には，巻き爪の治療も検討する．爪側縁が垂直方向まで巻くと爪が高くなるため，靴など上からの圧力で陥入爪を生じやすい．側爪郭に肉芽が出来ている場合には，超弾性ワイヤー法など側爪郭に刺激のない治療法を選択する必要がある．

続いて麻酔が必要になる外科的手術について述べていく．優先的に考慮するべき可逆的な治療から述べていく．

6．肉芽埋没法

側爪郭にある肉芽を爪の下に入れ込み圧迫して消退をねらう治療法である[4]．食い込んだ爪を持ち上げ，肉芽を爪甲の下方に入れ込む(図6)．肉芽を入れ込んでもすぐに戻ってくる場合には，不織布やコットンを肉芽と一緒に爪甲下に挿入する，または爪側縁にガター法を行って爪を強化し，さらにはアクリル人工爪を爪から外側に大きめに作成することで対応する(図7)．肉芽を傷つけなければ，施術過程において出血なく終了することができ，患者の負担も少ない．後爪郭付近まで肉芽がある場合や，肉芽が大きすぎる場合には爪甲下にすべてを入れ込めないため，ほかの施術を検討または併用する．

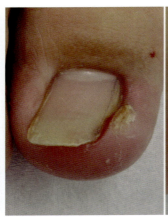 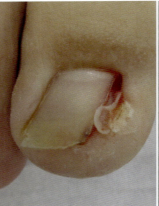 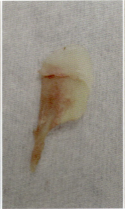 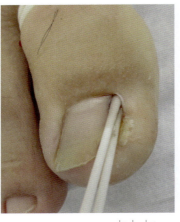

図 8. フェノール法　a|b|c|d
a：爪内側縁は巻きが強く，短く切り込まれた爪が深く入り込んでいる．
b：爪母より部分抜爪した．
c：抜爪した爪
d：フェノールで爪母を焼灼した．

7．肉芽焼灼法

肉芽が埋没できるような形状でないときに選択する．こちらも麻酔は必要である．肉芽は出血しやすいため，単純切除より，バイポーラーや炭酸ガスレーザーで焼灼を行うほうがその後の処置が行いやすい．肉芽を除去して表皮が余剰に余った場合は，皮膚欠損部を包むように縫合を行う．

8．爪母温存爪甲側縁楔状切除術

皮膚を傷つけている爪を部分的に除去することで，皮膚の損傷による炎症を収束させ，かつ不可逆的な後遺症を残さないために爪母は温存する治療法である[5]．側爪郭を刺激している爪の部位を見極め，その部分のみ爪甲を切除する．深く切り込まれた爪の先や爪棘が刺激となっている場合や，滲出液のために爪が脆くなったため側縁が鋸状になり側爪郭を刺激している場合などにも有効である．慢性的に爪から刺激が加わっていた側爪郭を休ませて，腫脹を軽減させ，びらん面を上皮化させることができると，爪が伸びてきた際にも再燃しにくい．しかし爪の切除の仕方が不適切だと，爪が伸びてきてすぐに再燃してしまう．また漫然と繰り返し爪部分切除を行っていると，爪欠損部の皮膚軟部組織が肥厚し爪の伸展を妨げる．そうなるとさらに深く爪を切らなければいけないといった悪循環に陥り，深爪の程度が次第にひどくなり重症化するリスクもある[6]．まずは爪を切らずに伸ばしていく前述の治療を行い，治療困難な場合にこちらを選択する．

9．フェノール法・NaOH 法

難治性の陥入爪に対して，陥入している爪甲を爪母部分を含めて外科的に切除し，フェノールまたは 10 w/v％水酸化ナトリウム溶液（以下，NaOH）で爪母細胞を化学的に処理する方法である[7]．爪側縁から数 mm のラインで切除する爪の後爪郭，側爪郭や爪床と爪の付着部位を先の細い機器で鈍的に剝離する．術後の再発予防に非常に重要なので，出血しないように丁寧に十分に行う．その後，抜爪する爪の基部のほうをペアンなどで把持して，爪床と平行方向に牽引して，付着部から引き抜く（図 8）．爪母が綺麗に取れたことを確認する．続いて爪母を化学的に焼灼するのに，フェノール液または 10 w/v％NaOH を用いる．先端が 2 mm 程の細い綿棒を用いて，フェノール液であれば 3 分間弱（30 秒を 5 回），爪母部位に反応させ，その後無水エタノールで中和する．NaOH 液であれば 60 秒（10 秒を 5 回）ほど爪母部位に反応させ，その後酢酸で中和する．この手術は基本的に不可逆なため，切除する爪の幅は慎重に決めなければならない．残す爪が障害されないように，手術時には丁寧に側縁の爪を抜爪

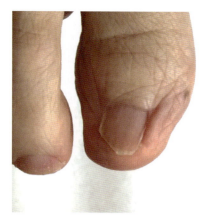
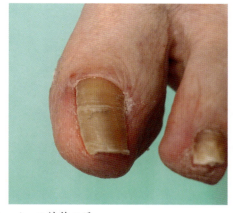

図 9. 両側のフェノール法後の爪
側爪郭との連続性がなく不安定

し，薬液も抜爪した爪の爪母部位以外に付着しないよう注意が必要である．手術後は爪と側爪郭の連続性が断たれ，爪床との接地面積も必然的に狭くなるので爪が不安定になる．切除したのち，時間の経過とともに爪が側縁から再度巻いてくることも多いが，再度手術を行うとなると，ますます爪の幅が狭くなってしまう．小さすぎる爪は機能的にも整容的にも問題となる(図9)．それゆえ保存的治療を粘り強く行っても奏効しない場合に，こちらの手術を選択する．ただ，高齢者などで，足趾の痛みのために転倒のリスクがある場合や，定期的な受診が困難な事情のある場合には，早い段階で行うことを検討する．

陥入爪の再燃予防

陥入爪の再発予防について述べていく．これらについては，上記の治療と並行して行っていくことが推奨される．

陥入爪の原因として，深爪や巻き爪など爪の変形だけでなく，不適切な靴や不適切な靴の履き方などが挙げられる．繰り返さないようにするには，適切な爪の切り方を行ってもらうこと，巻き爪があるならば再燃しにくくなるまで巻き爪矯正し，それを維持するように努めることが大事である．しかし，爪は適切な長さに切られており，特に巻いてもいないのに繰り返す陥入爪を散見する．外からの圧力がないか，外的要因を探る必要があるが，やはり多いのは不適切な靴や不適切な履き方だと考える．紐履をしっかりと絞めないと足が靴の中でずれてしまい，足趾に横から負荷がかかる．そうすると母趾内側，さらには示趾とぶつかり母趾外側が圧迫されて，陥入爪を生じる．学生に多いのは通学靴にローファー指定を受けている学校に通うケースである．ローファーは前滑りしやすく，母趾内側に負担をかけるので，巻き爪や陥入爪，さらには外反母趾を悪化させる危険性がある．陥入爪が長引いている場合には，靴紐にて足の甲をしっかりと固定できるスニーカーにて登校が可能であるかを学校に相談していただいている．必要に応じて診断書を用意するが，最近では不要なケースが多いように思われる．見落としがちなのが上履きで，スニーカーに変更できるよう学校に問い合わせてもらうことも必要である．

また，足だけでなく足趾まで浮腫みやすい方は，爪の刺激が加わりやすいため，陥入爪が長引きやすい傾向にある．足趾に痛みがあると運動不足になりやすく浮腫が悪化して，悪循環に陥りやすい．足趾に痛みが出ない程度で，座った状態でも下肢の運動を行ってもらい，浮腫軽減に努めることも重要だと考える．

文　献

1) Heifets CJ：Ingrown toe-nail. *Am J Sung*, **38**：298-315, 1937.

2) 今井亜希子：陥入爪. 医療と介護のための爪のケア（武藤芳照監）, 新興医学出版社, pp. 40-43, 2021.

3) 新井裕子ほか：陥入爪の保存的治療法―アンカーテーピング法―, アクリル固定ガター法と補助的療法について. 外来で役立つ爪診療ハンドブック（是枝　哲編）, 中外医学社, pp. 25-33, 2018.

4) 高山かおる：陥入爪の治療　2)肉芽埋没法. 足爪治療マスターBOOK（高山かおるほか編）, 全日本病院出版会, pp. 160-163, 2020.

5) 斎藤昌孝：【さまざまな角度からとらえる爪疾患の多角的アプローチ】陥入爪の病態に基づいた治療の考え方. *MB Derma*, **258**：34-36, 2017.

6) 東　禹彦：機械的原因による爪の変化. 爪　基礎から臨床まで　改訂第2版, 金原出版, pp. 150-183, 2016.

7) 山口健一：陥入爪の治療　7)NaOH法（フェノール法）. 足爪治療マスターBOOK（高山かおるほか編）, 全日本病院出版会, pp. 179-183, 2020.

◆特集／まるわかり！爪疾患
Ⅲ. 各 論
巻き爪

今井亜希子*

Key words：巻き爪(pincer nail), 過彎曲爪(over curved nail), 矯正治療(corrective treatment), 足部機能(foot function), 足趾変形(toe deformity)

Abstract 巻き爪は爪甲が内側に強く彎曲した状態を指し，痛みなどの自覚症状や生活上の支障などにより治療を要する患者が多い．一般に，足趾の巻き爪の発症には主に力学的な要素が影響している．下肢の運動機能障害や足の変形は，歩行時に足趾に加わる荷重の大きさの変化や偏位を通じて，足趾巻き爪の発生要因となる．爪だけでなく，足全体や下肢の問題を把握することにより，それぞれの患者における巻き爪の発生部位や形状の違いを理解できる．現在，治療の中心となっているのは矯正治療であり，近年様々な矯正器具や薬剤が開発されている．症状の悪化や治療後の再発を防ぐためには，局所治療のみならず患者への生活指導を行うことも重要である．本稿では，巻き爪の発生原因と治療法の紹介に加えて，患者に対するフットケア指導の例を紹介する．

巻き爪とは

巻き爪(過彎曲爪)は爪甲の側縁が内方へ向かって強く彎曲した状態を指す[1]．足趾に発生することが多いが，手指にみられることもある．巻き込んだ爪甲の側縁が周囲の皮膚を挟んだり刺激したりすることにより，圧痛や歩行時の痛みを起こす．また爪囲炎や陥入爪を合併しやすく，この場合には強い痛みや発赤，腫脹などの炎症所見を伴って受診する．高齢者の足趾に発生することが多いことから，自分で爪が切ることが難しくなった，靴を履くと当たるために外出の回数が減ったなど日常生活に支障をきたすという訴えもよく経験される．このように何らかの自覚症状があり，患者が改善を希望する場合には治療が必要になる．しかし爪がかなり強く彎曲していても自覚症状がなく医療機関を受診しない場合も多い．実際にはかなり多くの人にみられる爪甲変形と考えられる．

発生原因

足趾に後天性に巻き爪が形成される原因には諸説あるが，靴による圧迫や歩行量による圧の変化など，足趾に加わる力学的な環境がその主体であると考えられている[2]．特に，中高年以降に発症する巻き爪の病態には末節骨の変形を伴う遠位趾節間(distal inter phalangeal：DIP)関節の変形性関節症が関与しており，これにも不適切な靴を着用する習慣が影響するという指摘がある[3]．力学的な要因以外の原因としては，爪白癬に伴う爪甲下角質増殖によるものや，乾癬あるいは爪部に発生する腫瘍などによる爪甲変形が比較的多い．また非常に稀ではあるが，消化管悪性腫瘍や全身性エリテマトーデスなどの内科疾患，β阻害薬などの薬剤が関与して発症したという報告もある[4]．

形状分類と彎曲度の指標

巻き爪には明確な診断基準はないため，爪の彎曲が強いことで臨床的に判断する．爪甲の形状による分類を図1に示す[4]．それぞれの型の特徴は

---

* Akiko IMAI, 〒244-0003 横浜市戸塚区戸塚町4111 吉原ビル1F ひかり在宅クリニック

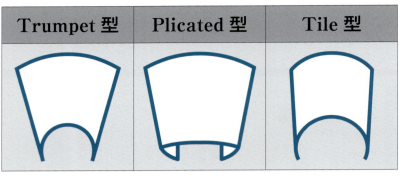

図 1. 巻き爪の形状分類

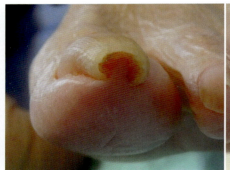
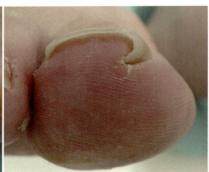
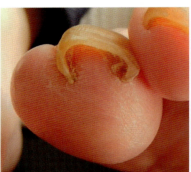

a	b	c
	d	

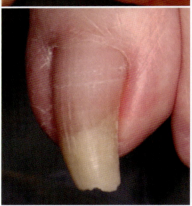

図 2.
形状分類ごとの特徴
　a：Trumpet 型巻き爪
　b：片側 plicated 型巻き爪
　c：両側 plicated 型巻き爪
　d：Tile 型巻き爪

以下の通りであるが，複数の型の特徴が混在する場合もある．

1．Trumpet 型（トランペット型）

爪甲全体が比較的均一に彎曲しており，基部から先端にいくほど彎曲が強くなったものを指す（図 2-a）．

2．Plicated 型（ホチキス/ステープラー型）

爪甲が側縁近くの 1 点で急に強く彎曲したものを指す．爪甲の片側のみが彎曲したものと両側とも彎曲したものがあるが，両側に起こるとホチキスの針のような形に見える（図 2-b，c）．

3．Tile 型（タイル型）

爪甲の基部から先端までの彎曲の程度がほぼ同じで平行な形を呈したものを指す（図 2-d）．

また，爪甲の彎曲の程度を表す指標として，爪幅狭小化率[5]（図 3）や彎曲指数[6]（図 4）などが考案されている．爪幅狭小化率は 80% 以上，彎曲指数は 30% 以下が正常とされ，矯正治療の効果を評価する際などに有用である．

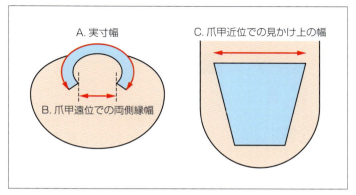

図 3. 爪幅狭小化率
遠位爪幅狭小化率＝B/A×100(％)，近位爪幅狭小化率＝C/A×100(％)
※数値が小さいほど彎曲が強い．

（文献5より引用）

下肢の運動機能障害・足変形と巻き爪

足趾に巻き爪が形成される要因については諸説がある．下肢の運動機能障害や足変形という側面から検証した臨床研究の結果の一部を紹介する[7]．対象は自立歩行可能な成人130名である．足関節の背屈可動域が低下している群では，正常群と比較して母趾および第2～5趾の巻き爪が有意に多くみられた．足趾間力(第1～2趾間で挟む力)の低下群は，母趾 trumpet 型巻き爪と有意に関連していた．したがって，足関節可動域の狭小化や下肢筋力の低下などの運動機能障害は，それに伴う歩行時の重心軌跡の変化を通じて，足趾に底面から加わる圧負荷を減少させ，主に母趾の trumpet 型巻き爪の発症要因となっていると推測される(図5)．

これに対して，中程度以上の外反母趾，第2～4趾の変形は母趾 plicated 型巻き爪と有意な関連性を認めた．また第2～4趾の変形は第2～5趾の巻き爪と関連があった．このことから外反母趾，第2～4趾の鉤爪趾やハンマー趾などの足趾変形は，歩行時に足趾に加わる圧の方向に偏位を起こし，巻き爪が発生する要因となっていると推察される．特に中程度以上の外反母趾では母趾の外反に伴う回内によって，立位・歩行時に爪甲に側方からの強い圧が加わるため，母趾の plicated 型巻き爪の発症に大きく影響していると考えられる(図6)．

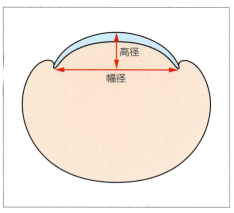

図 4. 彎曲指数
彎曲指数＝(高径／幅径)×100(％)
※数値が大きいほど彎曲が強い．
（文献6より引用）

巻き爪患者の爪や足趾のみに注目するだけでなく，足変形や下肢のアライメント，歩行を中心とする運動機能の問題からとらえることで，それぞれの症例の発生要因を理解することができる．

巻き爪の治療

現在，巻き爪の治療の主流は保存的治療であり，変形した爪甲を何らかの器具を用いて正常な形状に近づける矯正治療がその中心である[8]．

矯正治療を行うか否かの適応は，巻き爪による強い痛みや，自分で爪が切れないなどの生活面の支障，あるいは整容面での希望などから判断する．多くの場合には爪変形の矯正と痛みの緩和効

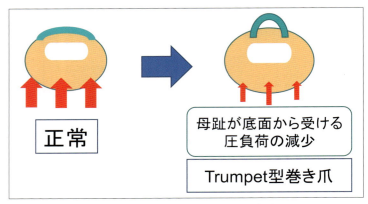

図 5. Trumpet 型巻き爪の発生機序

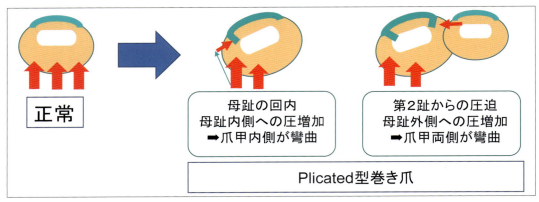

図 6. Plicated 型巻き爪の発生機序

果が得られるが，爪甲近位の彎曲の矯正は難しいことや，治療終了後にいずれ再発する可能性が高いことを事前によく説明しておく必要がある．また，どの治療法を用いる場合にも，爪甲周囲の不要な角質を除去してから行うようにする（図 7）．

矯正治療は従来までに様々な方法が開発されており，さらに最近では矯正治療に爪甲軟化剤を併用する方法が開発され，高い治療効果が得られるようになった．以下に代表的な方法について述べる．いずれも健康保険の適用外であり自由診療として行われている．

1．超弾性ワイヤー法

爪甲遊離縁に 2 か所の穴をあけて形状記憶合金で作られたワイヤー（マチワイヤ®）を通し固定する方法である[9]．習熟すれば短時間で施術できる．ワイヤーの太さに加え，穴の位置や方向により矯正力を調整できることから，広く用いられている．

2．超弾性クリップ法

爪甲先端にクリップを装着するもので，矯正力はワイヤーと比較すると弱いが，自分で脱着できるという利点がある．

3．巻き爪マイスター®と爪軟化剤

巻き爪マイスター®は，コイルばねに内蔵された超弾性合金ワイヤーの弾性力を利用し，爪甲両端にフックをかけて彎曲を矯正する方法である（図 8）．鋭利なワイヤーが外に露出しないよう配慮した形状となっている．

また近年，補助薬剤として爪甲軟化剤が開発された．有効成分であるアセチルシステインは，爪甲の主成分である硬ケラチンに含まれるジスルフィド結合を還元して開裂することで，爪甲の硬度を低下させる．器具装着後に爪甲軟化剤を外用し密封することで，矯正治療の効果の発現を早めるとともに，再発までの期間を延長できると考えられる．

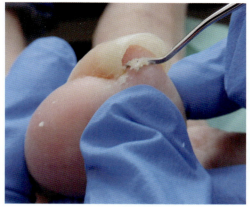

図 7. 爪甲周囲の角質の除去
爪用ゾンデや無鉤アドソン鑷子などを用いて，爪甲周囲に蓄積した角質を除去する．

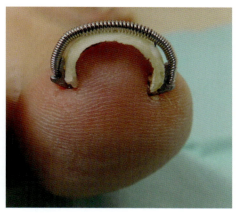

図 8. 巻き爪マイスター® を用いた矯正治療

4．巻き爪ロボ®

爪甲を湯に浸して軟化させてから両端にフックをかけ，ネジを巻き上げることで彎曲を矯正する方法である(図 9)．矯正力はやや弱いが，器具を留置しないため管理の必要がなく，在宅や施設居住の高齢者などには適している．

5．その他の矯正治療

・B/S スパンゲ法：プラスチック製プレートを接着剤で爪甲表面に貼り付ける方法である．矯正力はやや弱いが，見た目が目立たず，安全性が高い．

・3TO(VHO 法)：3 つの金属パーツを組み合わせて牽引力をかけ，彎曲を改善する方法である．施術にやや時間がかかるが，矯正力の調整がしやすい．爪甲遊離縁を矯正する方法と比較して，より近位に器具を留置するため，爪甲基部の彎曲の改善も期待できる．

患者への生活指導

巻き爪治療の主な目的は，痛みがなく過ごせる状態をできるだけ長く保つことである．しかし，矯正治療を行うことができない症例，治療後に再発してしまう症例も多く存在する．したがって局所治療で症状を緩和するだけでなく，患者が日常生活のなかで悪化や再発を防ぐためのセルフケアを行えるよう指導する．

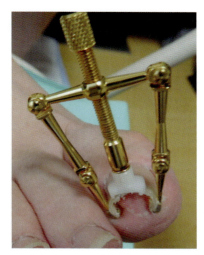

図 9. 巻き爪ロボ® を用いた矯正治療

1．爪のケア

爪を適切な長さと形に整えておくために，正しい爪の切り方を指導する．また，爪甲周囲を清潔に保つことも重要である．爪甲の彎曲が強いと爪甲下や爪甲側縁に細長い空間ができ，古い角質や汚れが溜まりやすい．これが痛みを引き起こす原因になっており，爪周囲の清掃を行うだけで痛みが軽快する例も多い．セルフケアとしては，足浴時や入浴時に軽く爪周囲のブラッシングを行い，定期的に古い角質や汚れを除去するよう指導する．

2．靴の選び方・履き方

前述したように，巻き爪の発症や悪化には足部に加わる外力が大きく影響しているため，これに

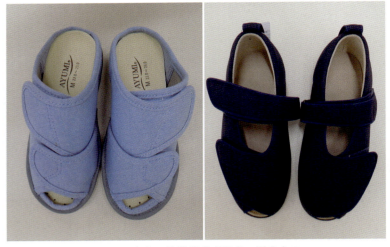

図 10. 在宅・施設療養高齢者の履きもの
介護者による着脱がしやすく，マジックベルトで調整ができる
オープントウ型の介護シューズ
（参考：徳武産業株式会社 あゆみシューズ）

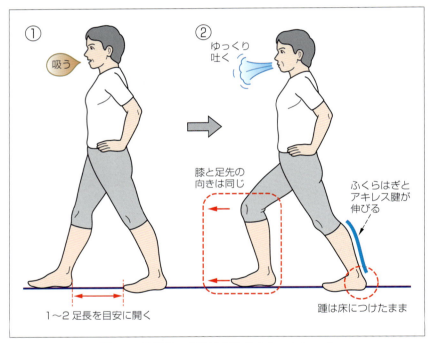

図 11. 足関節の可動域を改善するストレッチ
①：足を前後に開く
②：後ろ足の踵を床につけたまま，
　　前の膝を曲げて体重をかけていく
　　　　　　　（左右とも 10 回ずつ）

ポイント
●体幹を起こし，背中を伸ばす
●前足，後足とも膝と足先の方向を揃える
●1 回につき約 20 秒かけてゆっくり行う

（文献 10 より引用）

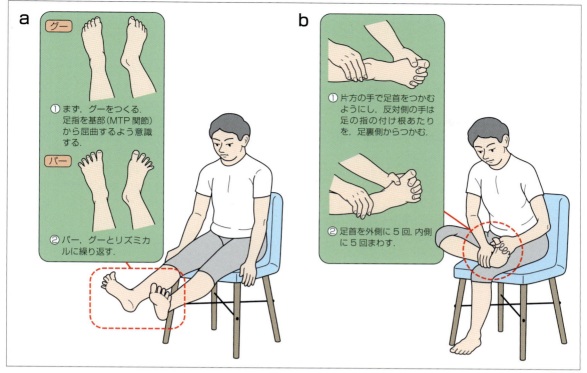

図 12. 座ったままできる足の運動
a：足指グーパー．足趾でグーとパーを作ることをリズミカルに繰り返す．
b：足首回し．片手で足先をつかんで外側・内側に円を描くようにゆっくり回す．

（文献10をもとに筆者作成）

配慮した靴選びを勧める．すべての巻き爪患者に対して言えるのは，つま先が圧迫されるような靴を履かないことである．先が細くなった形のパンプスや革靴，サイズが小さすぎる靴を避ける．特に痛みや炎症が強い時期には，サンダルなど足先が露出したものもよい．一般的には，適切なサイズと形で靴ひもやベルトなどの留め具がついた靴を選び，それをしっかり締めることで，足を正しい位置に固定するよう指導する．在宅・施設療養高齢者にはマジックベルトで調節できるオープントウ型の介護シューズが勧めやすい（図10）．足変形が強い症例や歩行の異常が顕著である症例では，足底板などの下肢装具の処方を検討する．

3．運動指導

巻き爪の発症に下肢の運動機能障害が関与していることを考えると，適切な運動指導が進行や再発の予防に役立つ可能性が高い．歩行指導に加え，関節可動域が狭小化した患者に対してはストレッチ指導，筋力低下がみられる患者には筋力アップのためのトレーニング指導なども有効である．外来で簡単に行うことができる運動指導の例を図11，12に示す[10]．

おわりに

巻き爪患者の診療にあたっては，局所治療の手技に慣れることはもちろんであるが，足変形，歩行の状態，履いている靴などにも目を配りながら行う必要がある．発生原因は何かを推測しながら診療することで，各々の患者に適した生活指導を行いたい．

参考文献

1) 東　禹彦：爪—基礎から臨床まで—第2版．金原出版，pp.159-163，2016．
2) 高山かおる：【皮膚科医が行う足診療】陥入爪・巻き爪の治療戦略．*MB Derma*，243：55-62，2016．
3) Baran R, et al：Pincer nails：definition and surgical treatment．*Dermatol Surg*，27：261-266，

2001.

4) Baran R, et al : Diseases of the nail and their management. 5th ed. Hoboken, NJ : Wiley-Blackwell, 61-62, 2019.

5) 崎山ともほか：簡便かつ有用な巻き爪の評価法. 日皮会誌, **126**(12)：2275-2280, 2016.

6) Lee JI, et al : A clinical study of 35 cases of pincer nails. *Ann Dermatol*, **23**：417-423, 2011.

7) 今井亜希子ほか：足趾巻き爪の形成要因となり得る運動機能障害と足趾変形に関する解析. 日皮会誌, **133**(11)：2589-2597, 2023

8) 齋藤昌孝ほか：【さまざまな角度からとらえる爪疾患の多角的アプローチ】巻き爪の病態に基づいた治療の考え方. *MB Derma*, **258**：47-57, 2017.

9) 町田英一：【ありふれた爪疾患の対処の実際】マチワイヤ, マチプレートを用いた巻き爪矯正治療. *MB Derma*, **128**：42-48, 2007.

10) 黒田恵美子ほか：今日から始める足腰の痛みバイバイ体操, 足腰の痛みバイバイ体操　聞くだけ CD ブック, 朝日新聞出版, pp. 24-60, 2016.

足爪治療マスターBOOK

好評

編集
- 高山かおる　埼玉県済生会川口総合病院皮膚科 主任部長
- 齋藤　昌孝　慶應義塾大学医学部皮膚科 専任講師
- 山口　健一　爪と皮膚の診療所 形成外科・皮膚科 院長

2020年12月発行　B5判　オールカラー
232頁　定価6,600円（本体6,000円＋税）

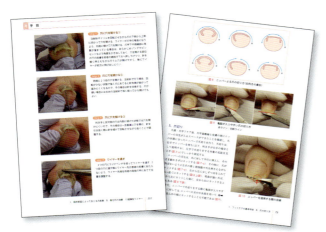

足爪の**解剖**から**診方、手技、治療に使用する器具**までを徹底的に解説！

種類の多い巻き爪・陥入爪治療の手技は、**巻き爪：8手技、陥入爪：7手技をStep by Stepのコマ送り形式**で詳細に解説しました。

3名の編者が語り尽くした**足爪座談会**と、「**肥厚爪の削り方**」の**手技の解説動画**も収録！

初学者・熟練者問わず、**医師、看護師、介護職、セラピスト、ネイリストなど、フットケアにかかわるすべての方に役立つ1冊です！**

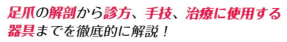

- I　イントロダクション ―爪治療にどう向き合うか―
- II　爪の解剖 ―爪をすみずみまで理解する―
- III　爪の診方 ―まず何を診るか―
- IV　爪疾患の診方 ―疾患を知って，診断をマスターする―
  1. 局所原因によって生じる爪疾患の診方
  2. 爪の炎症性疾患の診方
  3. 爪部の腫瘍性病変の診方
- V　治療の基本編 ―治療を始める前にマスターしたいこと―
  1. フットケアの基本手技
     - A. グラインダーの使い方／B. 爪の切り方
     - C. 肥厚爪の削り方／D. 足トラブルを招かないための靴選び
  2. 爪治療の麻酔法
     - A. 趾神経ブロックによる爪部の局所麻酔
     - B. ウイングブロックによる爪部の局所麻酔
- VI　治療の実践編 ―さあ爪治療をマスターしよう！―
  1. 局所原因によって生じる爪疾患
     - A. 爪治療フローチャート
     - B. 巻き爪の治療
       1) 超弾性ワイヤー／2) 3TO（VHO）巻き爪矯正法
       3) B/S® SPANGE／4) ペディグラス
       5) 巻き爪マイスター®／6) Dr. Scholl 巻き爪用クリップ®
       7) 巻き爪ロボ／8) PEDI+® Pt. Gel
  - C. 陥入爪の治療
    1) アンカーテーピング法およびwindowテーピング法
    2) 肉芽埋没法／3) ガター法／4) コットンパッキング
    5) 爪母温存爪甲側縁楔状切除術
    6) 爪甲・爪母を温存した陥入爪手術（塩之谷法）
    7) NaOH法（フェノール法）
  2. 爪の炎症性疾患の治療
  3. 爪周囲のいぼの治療
  4. 爪部腫瘍性病変の手術療法
  5. 爪に関連する手術・処置の保険上の注意
- VII　わたしの治療セット
  1. パターン①／2. パターン②
  3. パターン③／4. パターン④

足爪座談会／索　引

COLUMN
1. 爪甲鉤弯症という病気
2. 注射が痛いのは針を刺す時だけではない
3. 巻き爪に対する外科治療―アメリカにおける治療の考え方―
4. ワイヤー治療の失敗例
5. 陥入爪・巻き爪の手術に伴うトラブル

全日本病院出版会　〒113-0033　東京都文京区本郷3-16-4　Tel:03-5689-5989
www.zenniti.com　Fax:03-5689-8030

◆特集／まるわかり！爪疾患
Ⅲ. 各　論
肥厚爪

上田暢彦*

Key words：肥厚爪(nail thickening)，厚硬爪甲(pachyonychia)，爪甲鉤彎症(onychogryphosis)，爪母(nail matrix)，爪床(nail bed)，爪床消失(disappearing nail bed)

Abstract　肥厚爪，厚硬爪甲，爪甲鉤彎症などと呼ばれる爪甲の肥厚する状態により，下肢機能の低下や転倒リスクが増加する恐れがある．肥厚爪の成り立ちを知るためには正常な爪甲形成の過程を理解する必要がある．爪甲は爪母で形成され，爪根部の形状によって移動する方向性が決められる．爪床は爪甲とともに遠位に向かって移動する．爪甲形成のシミュレーションモデルを用いて，爪甲が肥厚する条件を検討した．爪母の長さ，爪母での爪甲の産生速度，爪床での爪甲の移動速度が肥厚に関連した．また，爪甲が爪床から剝離することでも肥厚が進むことが示された．肥厚爪の治療には原因となる異常の部位，つまり爪母か爪床かによって治療を分けて考えることができる．前方からの圧迫による爪床の伸長阻害については，靴の調整や，末節骨の隆起には手術やテーピングが適応となる．長期的な爪甲剝離に伴う爪床消失(disappearing nail bed)については，さらなる治療法の研究が必要である．

はじめに

爪甲が肥厚する状態を表す用語として代表的なものに肥厚爪，爪肥厚(onychauxis)，厚硬爪甲(pachyonychia)がある．さらに爪床から剝離して著明な変形を伴う場合は爪甲鉤彎症(onychogryphosis)と呼ばれる(図1, 2)．陥入爪に比較すれば強い疼痛を伴うことは少ないが，高度の爪甲変形を伴うことでいずれ下肢機能の低下や転倒リスクの上昇をもたらす．爪甲の肥厚の対策を講じるためにはその原因から論じる必要があるが，さらにそのためには正常の爪甲の形成過程を解き明かす必要がある．以上より，本稿ではまず正常な爪甲の成り立ちを各爪器官の役割に焦点を当てて検討し，そこから正常爪形成のシミュレーションモデルをつくり，さらにそのパラメーターを変化させて爪甲の肥厚する条件について検討した．

正常爪形成のプロセス

1. 爪　母

爪母の上皮細胞の角化によって爪甲が形成される．そして，爪甲を作るのは爪母のみでほかの部位からは通常はつくられない．爪母で爪甲が形成される段階では積み上がる方向の方向性しかなく，横にずれていくことはない．

2. 爪根部の形状

爪甲が前に伸びるための重要なきっかけとなるのは爪根部の爪洞の形状である．爪母の上に後爪郭腹側部が屋根のように覆いかぶさることで爪甲は受動的に前に伸びていくと推測される．つまり爪洞の形状は爪甲が伸長する方向性を決めている可能性がある．

3. 爪　床

爪母で形成され，前方に伸び始めた爪甲がその後連続してかつ平坦に伸び続けるためには爪床の役割が重要となる．ここで爪床について2つの疑問が生じる．1つめは，爪床は爪母と違って正常

---

* Nobuhiko UEDA，〒252-1107　綾瀬市深谷中1-16-35　HANDS+2F　うえだ皮ふ科，院長

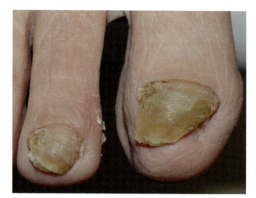

図 1. 肥厚爪

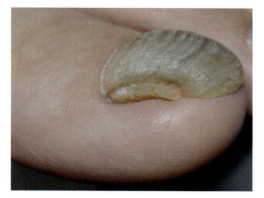

図 2. 肥厚爪(爪甲鈎彎症)

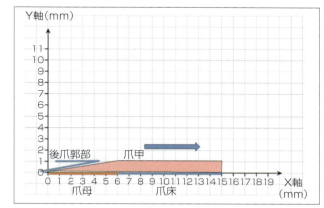

図 3. 二次元座標系に爪甲をのせる.

な状態では角化せず爪甲は形成しないが,上皮組織なので新生は続いている.剝がれ落ちることのできない爪床の角化細胞はどこに貯留していくのだろうか.もう1つは,爪甲は爪床の上を密着しながらも滑るようにして伸長するのか,あるいは爪床とともに移動しているのかという点である.鼓膜でつくられた外耳道上皮組織は外耳道入口部に向かって移動し,最終的に耳垢となって剝がれるという仕組みが明らかになっており,上皮組織の集塊が移動することは可能だろう.Zaias[1)2)]によると,爪床上皮の幹細胞集塊が爪母と爪床の境界部あたりにまとまって存在しており,そこで形成された細胞は爪甲の下面を遠位,つまり前方に爪甲の移動速度と同じ速度で移動するということを明らかにしている.爪床上皮細胞が爪甲とともに前方に移動すれば最終的に遊離縁で剝脱すればよいので,1つめの疑問についても解決することになる.

正常爪形成のプロセスのシミュレーションモデル

上記をまとめると,爪甲は爪母で形成されたあと,爪根部の爪洞の形状により前方への伸長の方向性が決定されたあと,爪床の上皮細胞とともに前方に少しずつ移動するというメカニズムをもっていることになる.この形成プロセスをもとにして爪甲の肥厚などの変形のしくみを解明するために,シミュレーションモデルを作成した.

1. 座標系に爪甲をのせる

爪甲を含む生体は本来三次元であるが,簡略化のために二次元座標を用いることとした.図3に示すように座標の原点からX軸方向に爪甲が伸長するように各爪器官を配置した.赤線で示した部分が爪母,ピンク色が爪甲,青線が近位爪郭部と爪床を簡略化して表現したものである.サイズは母趾を想定して爪甲全体の長さ15 mm,爪母の長さ6 mm,厚さ1 mmと設定した.

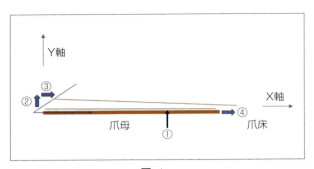

図 4.
爪甲形成をアルゴリズム化する.

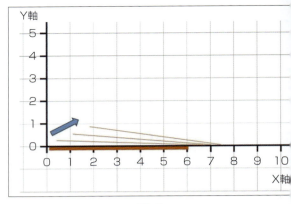

図 5.
ステップの繰り返しで爪甲が形成される.

2. 爪甲形成のアルゴリズム

図4に爪甲形成のアルゴリズムを示す. 実際には爪甲は連続的に形成されるはずであるが, これをモデル化するのは困難であったため, ごく薄い爪甲が爪母で1枚1枚形成されて, それが積み重なって全体としては爪甲として伸長していくというモデルにした. ①まず, 薄い爪甲が爪母の上に1枚新生する(二次元なので線分として表される). ②そうするともともとあった爪はY軸方向(上方)に積み上がる. ③このとき後爪郭腹側面の存在によりX軸方向への成長が決定され, そしてX軸方向(前方)に移動する爪床とともにわずかに前方に移動する. ④先端は爪床に密着(剝離しない)するので常にX軸に接したままである, という①〜④までのサイクルを1ステップとしてこれが反復されるモデルを爪甲形成の近似として考えた. このステップが繰り返されることで爪甲が爪母で爪床に密着しながら前方に伸長していくと仮定した(図5).

3. シミュレーションを実行させてみる

上記のアルゴリズムをプログラム化して実際に座標軸上に描画をさせてみた. 1枚の薄い爪甲が爪母で形成され, そしてもともとあった爪甲がわずかに前方に移動するという1ステップごとに画像を作成・保存した. この画像を用いてアニメーション形式で動画を作成したが, 図6では正常爪の設定での500ステップ, 1000ステップ, 1500ステップでの画像を示す. このとき, 1ステップごとにX軸とY軸にどれぐらい移動するのかをパラメーターとして設定する必要がある. これは爪甲の実際の大きさから逆算した. 先に設定した爪甲全体の長さ15 mm, 爪母の長さ6 mm, 厚さ1 mmから, 1ステップによるY軸方向(上方)への移動を1 μmと設定することでX軸方向(前方)への移動が6 μmと計算された.

4. シミュレーションの結果とその解釈

a) 爪母の長さを長くする

爪母の長さ6 mmを9 mmと長く設定してシミュレートした. 爪母での爪甲の形成速度(Y軸方向の1ステップでの積み上がる厚み)は変わらず, 爪床での移動速度(X軸方向の1ステップでの移動距離)も変えていない.

結果として, 爪母の長さを長くするとそれに比例して爪甲は肥厚した(図7). このとき注目したいのは爪根部の角度が変わらないことである. 母趾のような大きい爪のほうがほかの趾に比べて爪甲が厚い理由の1つとなると考えられる.

b) 爪母での爪甲の産生速度を速くする

これはパラメーターとしてはY軸方向の1ステップでの積み上がる厚みを増すことでシミュレートできる. 爪床での移動速度(X軸方向の1ステップでの移動距離)は変えていない. その結果として爪甲は肥厚する(図8). 例えば乾癬では, 爪母でケラチノサイトが過剰に増殖することで爪甲の肥厚を引き起こすが, そのシミュレーションとなる(尋常性乾癬では爪床の角化亢進も起こるのでこれも爪甲肥厚の原因となっている). また先天性爪甲厚硬症では, ケラチン遺伝子の変異が

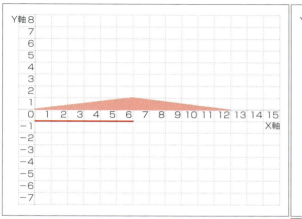
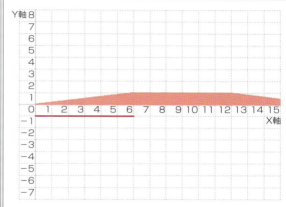

a	b
c	

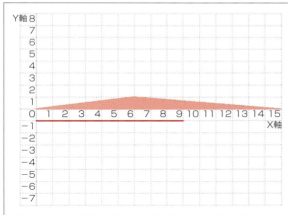

図 6.
正常爪甲のシミュレーション
　　a：500 ステップ
　　b：1000 ステップ
　　c：1500 ステップ

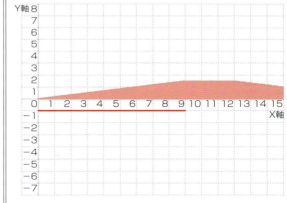

a	b
c	

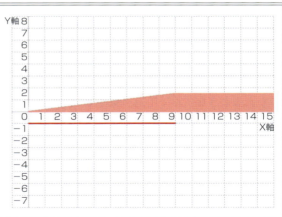

図 7.
爪母の長さを 1.5 倍としたシミュレーション
爪甲は 1.5 倍に肥厚している．
　　a：500 ステップ
　　b：1000 ステップ
　　c：1500 ステップ

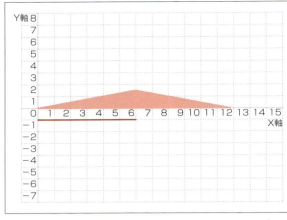
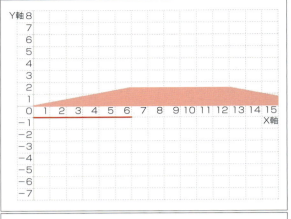
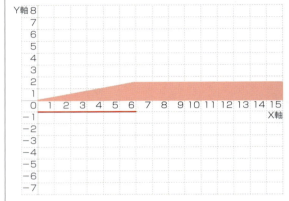

a	b
c	

図 8.
爪母での爪甲の生成速度を 1.5 倍としたシミュレーション
爪甲は 1.5 倍に肥厚している.
　a：500 ステップ
　b：1000 ステップ
　c：1500 ステップ

爪母での過剰なケラチノサイトの増殖を引き起こし，爪甲が肥厚する．

c）爪床での爪甲の移動速度を遅くする

これはすなわちパラメーターとしてはX軸方向の1ステップでの移動距離を短くすることに相当する．爪母での爪甲の形成速度（Y軸方向の1ステップでの積み上がる厚み）は変えていない．結果として，やはり爪甲は肥厚する（図9）．このとき爪根部の角度は鈍くなる．

この結果は爪甲の伸長速度が何らかの原因で遅くなれば爪甲は肥厚することを示している．例えば，絶えず爪甲がきつい靴などで前方から圧迫されるような状態であると伸長速度は遅くなり，爪甲は肥厚する．また足趾先端の隆起により爪甲がつかえるような状態で圧迫を受けても伸長速度は遅くなり爪甲は肥厚するだろう．物理的な原因だけでなく，感染症や循環障害，あるいはほかの全身性の疾患により爪床上皮細胞に機能障害が起これば爪甲は肥厚することになる．

d）爪甲が爪床から剝離する

この場合は爪床の移動速度に影響を受けず，爪母で形成された爪甲が単純に斜めに積み上がることになる（図10）．伸長方向は爪根部の形状に影響されると考えられる．よってパラメーターとしては1ステップごとのX軸方向の移動距離は爪甲の積み上がる角度に依存することになる．伸長方向が上向きになればなるほど爪甲は肥厚する．もし爪甲が平坦な板状であれば階段状に斜め上にまっすぐに積み上がってしまうが，実際には爪甲は平坦でなく縦方向にも横方向にも彎曲しているので，積み重なった結果，爪甲全体としてアーチ型の形状となる．これは爪甲鉤彎症の形態に似る．白癬などで爪甲下角質増殖が起こると爪甲が爪床から離れてしまい，爪床から剝離したのと同様の状態となる．よって上に述べた理由で肥厚することになる．

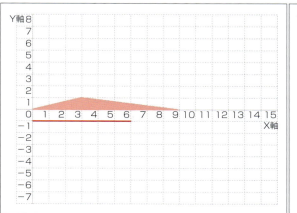
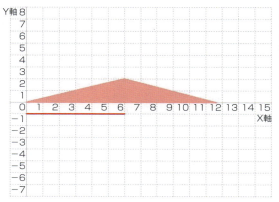
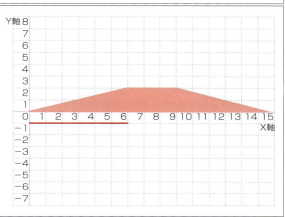

a	b
c	

図 9.
爪床での移動速度を半分としたシミュレーション
爪甲は 2 倍に肥厚している.
　　a：500 ステップ
　　b：1000 ステップ
　　c：1500 ステップ

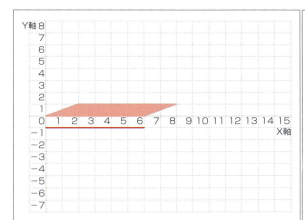
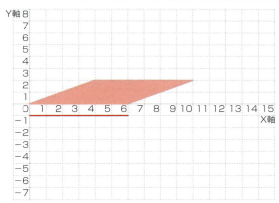
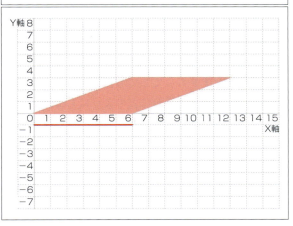

a	b
c	

図 10.
爪床全域で剥離した場合のシミュレーション
　　a：500 ステップ
　　b：1000 ステップ
　　c：1500 ステップ

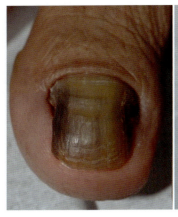
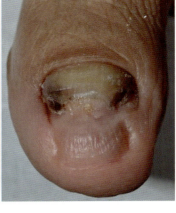

図 11.
爪床消失
(disappearing nail bed)

肥厚爪の治療・ケア

1. 爪母に関連する治療

爪甲の過形成を遅らせるにはその原因にアプローチすることとなる．例えば乾癬のような炎症性角化症ではステロイドやビタミンD_3誘導体による外用治療が主体となる．先天性爪甲厚硬症については根本的な治療法が確立されておらず，爪甲を削るといった対症療法が中心となる．

2. 爪床に関連する治療

白癬菌により爪甲下角質増殖が生じて爪甲と爪床が分断されて肥厚している場合には抗真菌剤による原疾患の治療が最優先となる．

頻繁に起こると思われるのは前方からの圧迫によって爪床部分の伸長が阻害されるケースである．これには靴の履きかた指導や靴自体の調整，歩行指導などが必要となる．

末節骨の隆起で伸長が阻害されている場合は手術で末節骨を平坦化する爪床形成術が有効であるが，軽症の場合には先端の隆起部をテーピングで押さえてもよい．

爪甲剥離が長期に及ぶと爪床が短縮し爪甲と接触する部分が少なくなる状態となることがある[3]（爪甲消失：disappearing nail bed, 図 11）．この状態となると原因に対してアプローチをして，さらに定期的なケアをもってしても回復が難しい症例があり，こういった場合にどのようにして低下した爪床の機能を回復させるかについては今後の肥厚爪治療の重要なポイントとなろう．

3. 肥厚爪のケア

肥厚爪は慢性かつ難治性であり，そして患者自身によるケアが困難な場合も多いことから，医療者による定期的かつ継続的なケアが望ましい．具体的には過度に爪甲が肥厚したり，彎曲したりした結果，足趾が圧迫され疼痛を伴うことがあるため，厚くなった部分を専用のニッパーやグラインダーを用いて削る．爪甲先端が皮膚に刺さって小潰瘍となり感染を併発している状態が爪甲自体に隠されて見えていないこともあるので，疑わしい部分は爪甲を除去して確認する．ただ，爪甲鉤彎症の場合では，剥離した部分をすべて削ってしまうと残存する爪甲はかなり縮小した状態となるので整容的な変化につき事前に患者に説明しておく必要がある．患者指導については，過度な深爪や足趾への繰り返す圧迫が原因となり得ることなど疾患についてよく説明することや，ブラッシングなどで清潔を保つことの指導，靴・履物・インソールの案内・指導，自己で爪切りが可能な場合には爪ケア指導をすることが必要である．足指先端に隆起がある場合には先述したテーピング法を指導する．

参考文献

1) Zaias N：The nail bed, part Ⅰ. the normal nail bed matrix, stem cells, distal motion and anatomy. *J Dermatol Clin Res*, **2**(1)：1008, 2014.
2) Zaias N：The Nail in Health and Disease, 2nd ed, Appleton & Lange, 1992.
3) Daniel CR 3rd, et al：The disappearing nail bed：a possible outcome of onycholysis. *Cutis*, **76**(5)：325-327, 2005.

◆特集／まるわかり！爪疾患
Ⅲ．各 論
爪に疾患がある人の靴選びのコツ

林　美樹*

Key words：フィッティングのチェックポイント，3点ポイント，前滑り，先芯（box toe），捨て寸1cm

Abstract　足に合っていない靴を履き続けると，足はもちろん，膝，腰など体全体に悪影響を及ぼすことはよく知られている．しかし足に合った靴をどのようにして選べばよいかは，あまりよく知られていない．
　まずは自分の足のサイズを知ることが大切である．そのうえで新しい靴を選ぶときのチェックポイントは「踵」，「幅」，「つま先」の3点であり，試し履きのときは十分に歩いて3点ポイントをチェックすることが必要である．
　靴による足のトラブルの多くは靴の中で足が前に滑ることである．足が前に滑るときには中敷き・パッドなどで対応するとトラブルが軽減される．

はじめに

　靴を選ぶとき，多くの人は試し履きのときに数歩歩いて痛みがなく脱げなければ大丈夫，と判断し購入に至ることが多い．
　また，靴は実際に履いて長く歩いてみないとわからないアイテムのため，靴店での試し履きだけで判断するのは難しい．
　さらにほとんどの人が自分の正しいサイズを知らない（計測をしたことがない）．そのため足に合わない靴を長く履き続けている人がとても多い．それにより足だけではなく膝，腰など全身にトラブルが起きる事例が見受けられる．
　特に影響を受けるのが足の皮膚，爪である．本稿では自分の足に合った正しい靴の選び方と皮膚，爪のトラブルの回避の方法を説明する．

フィッティングの前にまずは知ってほしい基礎知識

1．自分の足のサイズを知る

　シューフィッターを中心に足の計測ができる販売員は靴店には多くいるので，まず測ってもらい自分の足のサイズを知っておくべきである．
　サイズは一番長い趾の先端から踵の出っ張りまでの長さの足長，母趾と小趾の付け根の出っ張りを直線で結んだ足幅，母趾と小趾の付け根の出っ張りをメジャーで結んだ周径囲である足囲とがある（図1）．
　なお日本の靴メーカーは靴の表示を足長と足囲のみで表示してある．足幅は考慮していない．
　ここで大事なことは，自分の正しい計測値を靴のサイズ選びに役立てることは重要であるが，計測値通りに靴のサイズが当てはまるとは限らないので，サイズはあくまで目安と考えることである．
　計測値通りの靴が必ずしも足に合うわけではない理由としては，以下の3点が考えられる．
① すべての靴メーカーがJIS規格表の数字に基づいて作っているわけではない．
② 通常行う計測は足長，足囲，足幅のみであり，

---

* Miki HAYASHI，マスターオブシューフィッティング/シューズアテンド，代表

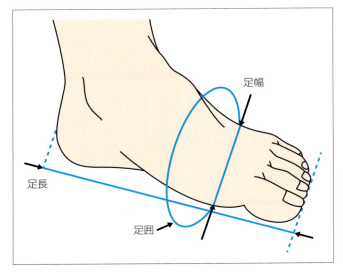

図 1.
足のサイズ
計測して得た足長と足囲の数値を JIS 規格表に当てはめて足のサイズを判定する.

（文献 2 より引用）

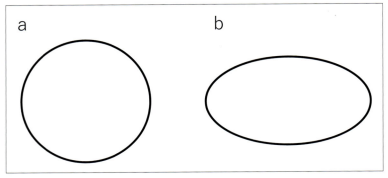

図 2. 母趾と小趾の付け根の位置での断面図

それ以外の足の場所を計測していないので，計測していない場所が合わないことがある（オーダーシューズは 3 点以外の場所も計測する）．
③ 足囲は周径囲なので同じ数字でも形が違うことが考えられる．例えば図 2 は母趾と小趾の付け根の位置での断面図である．

図 2-a, b の足囲の長さは同じであるが形はまったく違う．図 2-a の靴に図 2-b の足を入れても合わないことは明白である．

靴選びが難しい理由として，上記のようにサイズがわかれば合う靴が即座にわかる，ということではない点にある．そのため靴を買う際はサイズを測ったうえで，何度も試し履きを行い売り場を何歩も歩いてみて確認していかなければならない．

その際にチェックするポイントは次項で取り上げる．

2．靴の各部の名称を知る（図 3）
・**本底**：靴の底．地面に接地する場所
・**先芯**：つま先の保護と型崩れの防止のために靴の一番前に入っている芯
・**アッパー**：靴の甲を覆う部分の総称
・**トップライン**：足の履き口に当たる靴の部分すべて
・**アーチライン**：土踏まずに当たる部分
・**月型芯（カウンター）**：踵の型崩れ防止と踵を安定させるために後足部に入っている芯
・**ヒール**：高さを出すために靴の踵，またはその部分に取り付ける部品のこと．

基本的なフィッティングのポイント

試し履きのときにチェックするすべての靴に当てはまるポイントを記す（図 4）．ここでは自分でチェック出来る方法を中心に解説する．

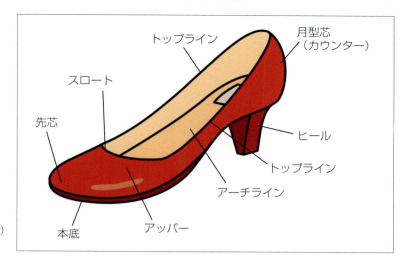

図 3.
靴の各部の名称
(文献2より引用，一部改変)

基本的にフィッティングの重要ポイントは以下の3つである．なお靴のフィッティングは必ず立った状態(立位)で行う．
① 踵(ヒール部)
② 幅(ボール部)
③ つま先(トー部)

1．重要3点ポイント

① 踵がきつくないか・緩くないか

試着したとき(立位)，足が入らない，あるいは入りにくい場合はサイズを1つ上に上げるべきである．逆に履いたときに踵に手の人差し指が入りそうなくらいの空きがあるときはサイズを下げるべきである．

そこまで空いていないが少しの空きがある場合は，その場で背伸びをするか歩いてみて確かめる．そのとき，踵が靴から外れるようならば(脱げるようならば)サイズが大きい．また外れないが脱げそうなくらい踵が浮くときもサイズが大きいと判断する．

そこまで緩くないときは中敷きなどで調整可能である．

② 幅がきつくないか・緩くないか

母趾の付け根と小趾の付け根を結ぶ一番幅が広い場所(足幅)が，きつくないか緩くないかを確認する．天然の革を使用している靴ならば履いているうちに多少なじみが出るため，嫌な締め付けでなければ問題はない．ただし靴は数回履かないとなじまないため，試着時に不快な締め付けがある

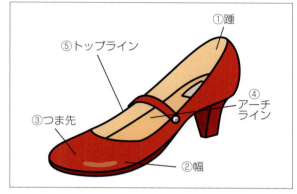

図 4．フィッティングのポイント
(文献2より引用)

場合は避けたほうがよい．

③ つま先がきつくないか

つま先が覆われている靴の場合，この場所のチェックが一番重要である．理由としては，通常靴の先には先芯という固い芯が入っているからである．先芯にはつま先の保護やつま先の形を整える，という役割がある．(前述の「フィッティングの前にまずは知ってほしい基礎知識」の項を参照)ただし芯のため履いていてもなじみにくい．

試着時につま先に不快感(痛みや締め付けなど)があると，今後履いていても不快感が消えることはない(なじまない)と考えられるからである．

つま先のチェックポイントは以下の2か所である(図5)．

(1) 母趾が上下に動くか

試着時に(立位で)母趾を上下に動かしてみる．不自由なく動けば問題はない．動かない場合はサ

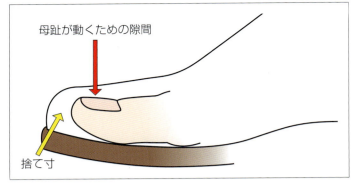

図 5.
つま先のチェックポイント
（文献 2 より引用，一部改変）

イズを換えるべき．また，動くが母趾に締め付けがある場合もサイズを換えるか靴のタイプを換える方が良いと思われる．

　(2) 捨て寸が 1 cm 以上あるか

　一番長い趾（たいていは母趾か第 2 趾）の先から靴の先までに隙間があるか，ということである．この隙間を捨て寸という．

　歩行時に足の趾は少し前に伸びるため（縦アーチが少し沈む）この隙間がないと歩くたびに趾が靴のつま先に当たり痛みを生じてしまう．今までの経験則で隙間（捨て寸）が 1 cm 以上あれば趾が当たることがないと考えている．

　捨て寸の確認方法としては，試着時に歩いてみて趾（特に母趾）に不快感がないかを（痛みや締め付け感）確かめる．このとき不快感があれば先芯がある靴の場合は今後履き続けていても直ることがないので，この後不快感がずっと続くことになる．先芯があるため履いていてもなじまない．またなじませることができないので販売店に持ち込んでも修正は難しい．

　2．それ以外のフィッティングポイント

　以上の 3 点ポイントが特に大切であり試着時に重点的に確認してほしいところだが，その他のポイントも以下に挙げておく（図 4）．

　④ アーチライン
　⑤ トップライン

　a）アーチライン（土踏まず）が合っているか

　土踏まずが靴の中敷きにぴったり触れているほうがアーチも整い快適に履けるが，なかなかそのような靴には出会うことが少ない．

オーダーインソールを作成したりパッドでアーチラインを合わせる方法もある．

　もちろん靴のアーチラインと自分の土踏まずが合っていれば一番良いが，合わなくても先に挙げた 3 点ポイントが合っていれば大きな問題はないと考えてよい．ラインが合っていなくても歩行で足を痛めるとは考えにくい．

　b）トップライン（靴の履き口）が開いていないか，きつくないか．

　トップライン（履き口）にはステッチ（糸目）が入っていることが多いので履き続けていってもなじみにくい．この箇所に違和感（ステッチが肌に食い込むなど）があれば，今後この違和感は継続すると考えてよい．

　またトップラインが開いてしまうと見た目が悪いため敬遠しがちではあるが，先ほどの 3 点ポイントが合っていればこれも歩行時には問題はない．

　トップラインが開く理由としては扁平足気味のため足が靴のサイドを押す場合と，少しサイズが緩いため（許容範囲の緩さ）足が前に滑ることが原因として挙げられる．少し緩い場合は中敷きなどで改善されることが多い．

トラブルの調整

　履いていくと天然の革の場合はなじんでくる．それによって快適になる場合もあるが，革がなじみ緩むことにより足は前に滑り痛みや疲れに結びつく場合もある（このパターンのほうが多い）．

　そのときに手軽にできる対処法としてパッドを中敷きの上に敷き，前滑りを防ぐことが有効であ

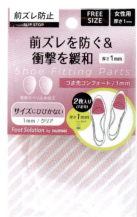
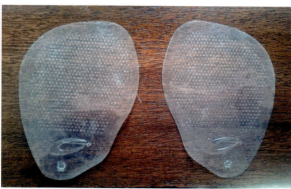

図 6. ジェル状タイプ
（文献 2 より引用）

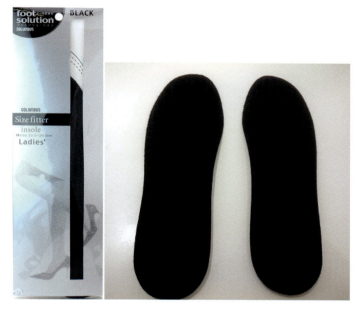

図 7. 全敷きタイプ
（文献 2 より引用）

る．市販されているパッドでも十分な効果がみられる．ただ残念なことにすべての靴種，ケースに対応できるオールマイティのパッドは存在しない．

この項では多くのケースに使用できる基本的なパッドを紹介する（基本的に緩くなったときの対処法である）．

なお今回紹介するパッドは株式会社コロンブスの物であるが，機能が同じならばメーカーは問わない．

・**ジェル状タイプ**（図 6）：滑り止めとしてサンダル，パンプスに使用する．厚みが何種類かあるのでケースによって使い分ける．

・**全敷きタイプ**（図 7）：紐靴やスリッポン，ローファータイプの調整に効果的

・**ハーフインソールタイプ**（図 8）：後足部に敷くことによって足の甲と靴との隙間を埋める効果がある．主にブーツに使用する．

爪への影響を最小限に抑えるには

趾先に捨て寸が足りない靴を選ぶと，歩行の度に趾が靴の前に当たってしまう．フィッティングポイントでも触れたように，靴のつま先には固い先芯が入っていることが多い．そのため間違いなく趾・爪にトラブルが生じる．是非捨て寸が 1 cm

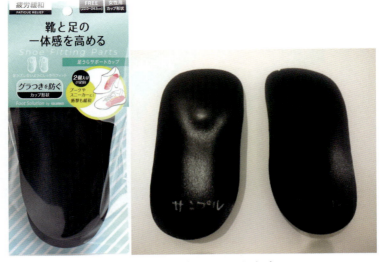

図 8. ハーフインソールタイプ

（文献 2 より引用）

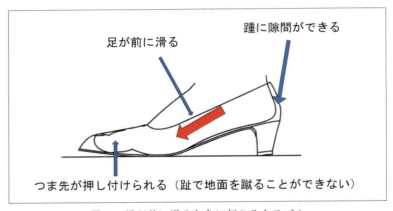

図 9. 足が前に滑るときに起こるトラブル

以上ある靴を選んでもらいたい．

　逆に踵に余裕があり，幅も緩めの靴の場合は歩行時に足が前に滑ってしまう．この状態を繰り返すと胼胝，鶏眼の原因になる．

　また前に滑ると踵が緩むため靴が脱げないように歩行時に趾を屈曲し靴の中敷きを押さえつける動きが生じる．この動きをすると趾が地面を蹴る（押す）動きをすることができないため，巻き爪になる可能性が高くなる．このような状態で靴を履いている人が大変に多い（図 9）．

　足の前滑りがトラブルの原因の多くを占めるので，ボール部（幅）で足がしっかり止まる靴を選びたい．また履き続けていくと革靴はなじみが出て緩み，前滑りが起こる．そのときには，「トラブルの調整」の項で紹介した中敷きやパッドを適切に使用していきたい．

文　献

1) 一般社団法人 足と靴と健康協議会：シューフィッター養成講座プライマリーテキスト 第 2 版．2020．
2) 林　美樹：フットケアの基本手技 D. 足トラブルを招かないための靴選び．足爪治療マスターBOOK（高山かおるほか編），全日本病院出版会，pp. 81-102，2020．

バックナンバー 一覧

2024 年 8 月現在

Monthly Book

Derma.
デルマ

─── 2024 年度　年間購読料　43,560 円 ───
通常号：定価 2,860 円（本体 2,600 円＋税）× 11 冊
増大号：定価 5,610 円（本体 5,100 円＋税）× 1 冊
増刊号：定価 6,490 円（本体 5,900 円＋税）× 1 冊

═══ 2021 年 ═══

No.304 口腔粘膜疾患のすべて　編／髙橋愼一

No.305 免疫再構築症候群/irAE の学び方・診方
編／末木博彦

No.306 これだけは知っておきたい　軟部腫瘍診断
編／清原隆宏

No.307 日常診療にこの 1 冊！皮膚アレルギー診療のすべて
定価 6,380 円（本体 5,800 円＋税）　編／森田栄伸　増刊

No.308 完全攻略！新生児・乳児の皮膚マネジメントマニュアル
編／玉城善史郎

No.309 どう診る？汗の病気　編／藤本智子

No.310 白癬を究める　編／原田和俊

No.311 皮膚科処置　基本の「キ」　編／門野岳史

No.312 角化症診療マニュアル　編／河野通浩

No.313 皮膚疾患とマイクロバイオーム　編／森実　真

No.314 手元に 1 冊！皮膚科混合・併用薬使用ガイド
定価 5,500 円（本体 5,000 円＋税）　編／大谷道輝　増大

No.315 光による皮膚トラブル─光線過敏症から光老化まで─
編／森脇真一

No.316 知っておくべき高齢者の皮膚の扱い方─スキン・テア，MDRPU, IAD まで─
編／磯貝善蔵

═══ 2022 年 ═══

No.317 母斑・母斑症の診療 update─基礎から実践まで─
編／金田眞理

No.318 ここまでできる！最新オフィスダーマトロジー
編／野村有子

No.319 実践！皮膚疾患への光線療法─総集編─
編／山﨑文和

No.320 エキスパートへの近道！間違えやすい皮膚疾患の見極め
定価 7,700 円（本体 7,000 円＋税）　編／出光俊郎　増刊

No.321 イチからはじめる美容皮膚科マニュアル
編／古村南夫

No.322 コロナ禍の皮膚科日常診療　編／髙山かおる

No.323 私はこうする！痒疹・皮膚瘙痒症の診療術
編／片桐一元

No.324 好中球が関わる皮膚疾患 update
編／葉山惟大

No.325 まずはここから！皮膚科における抗菌薬の正しい使い方
編／山﨑　修

No.326 これ 1 冊！皮膚科領域における膠原病診療の極意
編／茂木精一郎

No.327 アトピー性皮膚炎診療の最前線─新規治療を
どう取り入れ，既存治療を使いこなすか─
定価 5,500 円（本体 5,000 円＋税）　編／本田哲也　増大

No.328 レーザー治療の専門医に聞く！皮膚科レー
ザー治療─基本手技と実臨床でのコツ─
編／長濱通子

No.329 これで慌てない外傷患者治療マニュアル─熱
傷・凍瘡から動物咬傷まで─　編／岩田洋平

═══ 2023 年 ═══

No.330 色素異常症診療のポイント　編／鈴木民夫

No.331 皮膚科領域でのビッグデータの活用法
編／山﨑研志

No.332 食物アレルギー診療─開業医の立場での展開─
編／原田　晋

No.333 ここまでわかった！好酸球と皮膚疾患
編／野村尚史

No.334 こどもの皮膚疾患検査マニュアル
編／吉田和恵

No.335 多汗症・無汗症診療マニュアル
編／大嶋雄一郎

No.336 知っておくべき皮膚科キードラッグのピットフォール
定価 6,490 円（本体 5,900 円＋税）　編／玉木　毅　増刊

No.337 痒みのサイエンス　編／石氏陽三

No.338 ステロイドを極める！外用・内服・点滴療法
─どう処方する？使えないときはどうする!?─
編／山本俊幸

No.339 目・鼻周りの皮膚疾患を上手に治療する
編／山口由衣

No.340 切らずに勝負！皮膚科医のための美容皮膚診療
定価 5,610 円（本体 5,100 円＋税）　編／船坂陽子　増大

No.341 皮膚科医のための性感染症入門
編／原田和俊

No.342 いまさら聞けない！ウイルス感染症診療マニュアル
編／清水　晶

═══ 2024 年 ═══

No.343 基礎から学ぶ！皮膚腫瘍病理診断
編／山元　修

No.344 皮膚科らしい傷の治しかた　編／浅井　純

No.345 基本のキ！紅斑の診かた・治しかた
編／藤本徳毅

No.346 知っておきたい！皮膚の保険診療
編／福田知雄

No.347 今こそ極める蕁麻疹　編／田中暁生

No.348 達人が教える！"あと一歩"をスッキリ
治す皮膚科診療テクニック
定価 6,490 円（本体 5,900 円＋税）　編／中原剛士　増刊

No.349 酒皶パーフェクトガイド　編／菊地克子

No.350 皮疹が伝えるメッセージ　編／加藤裕史

No.351 皮膚科医も知っておきたいワクチン
編／渡辺大輔

※各号定価：2021～2022 年：本体 2,500 円＋税（増刊・増大号は除く）
2023 年：本体 2,600 円＋税（増刊・増大号は除く）

※その他のバックナンバーにつきましては，弊社ホームページ
（https://www.zenniti.com）をご覧ください。

══════ 次号予告(10月増大号) ══════

皮膚科アンチエイジング外来

編集企画／大阪医科薬科大学教授　　森脇　真一

Ⅰ．総　論
美容医療で使用する機器の基礎・原理と
　安全管理………………………河野　太郎
美容皮膚科治療におけるカウンセリングの
　コツ…………………………………花房　崇明
美容皮膚科をめぐる消費者保護，法律…尾見　徳弥
美容医療と訴訟………………………今田　　覚

Ⅱ．検査，評価
機器等を用いた肌評価………………室田　浩之

Ⅲ．治療，各論
AGA に対する薬物療法，LED 治療……乾　　重樹
しわに対する高周波 HIFU 治療
　クリニックで使う適応と実践………今泉　明子
シミに対するレーザー治療……………葛西健一郎
肝斑治療①─私はこうしている─………上中智香子
肝斑治療②─私はこうしている─………秋田　浩孝
フラクショナル CO_2 レーザーを用いた
　痤瘡後の萎縮性瘢痕治療……………曽山　聖子ほか
光治療による皮膚アンチエイジング……田中　志保

脱毛レーザーの適応と実践……………根本　美穂ほか
注入剤を用いた皮膚アンチエイジング…岩城佳津美
レチノイン酸外用による皮膚アンチエイジング
　………………………………………吉村浩太郎
美白剤によるシミ治療…………………船坂　陽子
ケミカルピーリングによるアンチエイジング
　……………………………………………白壁　聖亜ほか
幹細胞を用いた皮膚アンチエイジング
　………………………………………日比野佐和子
ドクターズコスメと皮膚アンチエイジング
　………………………………………小林　美和
赤ら顔(酒皶)，毛細血管拡張症に対する
　レーザー治療・光治療………………片山　泰博

Ⅳ．予防，ケア
加齢に伴うドライスキン対策，スキンケア
　………………………………………柳原　茂人ほか
光老化進行予防のためのサンケア………水野　　誠

══════ 掲載広告一覧 ══════

鳥居薬品	表 2
ケイセイ	表 3
レオファーマ	表 4
日本イーライリリー	前付 1
ペディグラス	10
中山書店	46

編集主幹：照井　正	日本大学教授(研究所)
大山　学	杏林大学教授
佐伯秀久	日本医科大学教授

No. 352　編集企画：
高山かおる　埼玉県済生会川口総合病院主任部長

Monthly Book Derma. No. 352

2024 年 9 月 15 日発行(毎月 15 日発行)
定価は表紙に表示してあります.
Printed in Japan

ⓒ ZEN・NIHONBYOIN・SHUPPANKAI, 2024

発行者　　末　定　広　光
発行所　　株式会社　**全日本病院出版会**
〒 113-0033 東京都文京区本郷 3 丁目 16 番 4 号 7 階
　　　　電話　(03)5689-5989　Fax (03)5689-8030
　　　　郵便振替口座 00160-9-58753
印刷・製本　三報社印刷株式会社　　電話 (03)3637-0005
広告取扱店　㈱メディカルブレーン　電話 (03)3814-5980

・本誌に掲載する著作物の複製権・翻訳権・上映権・譲渡権・公衆送信権（送信可能化権を含む）は株式会社
　全日本病院出版会が保有します.
・ JCOPY ＜(社)出版者著作権管理機構　委託出版物＞
　本誌の無断複写は著作権法上での例外を除き禁じられています.　複写される場合は，そのつど事前に，(社)出版
　者著作権管理機構(電話 03-5244-5088，FAX 03-5244-5089，e-mail: info@jcopy.or.jp)の許諾を得てください.
・本誌をスキャン，デジタルデータ化することは複製に当たり，著作権法上の例外を除き違法です.　代行業者等の
　第三者に依頼して同行為をすることも認められておりません.